Riposte à L'effroi

Maîtriser l'anxiété qui nous submerge

Sacha Perrin de Launay

Copyright © 2024 Sacha Perrin de Launay

Tous droits réservés, y compris le droit de reproduire ce livre ou des parties de celui-ci sous quelque forme que ce soit.

ISBN : 9798301353888

Sacha Perrin de Launay

@: alexpdl.ecom@outlook.com

Copyright © 2024 by Sacha Perrin de Launay All rights reserved, including the right to reproduce this book or portions thereof in any form whatsoever.

Copyright © 2024 Sacha Perrin de Launay Tous droits réservés. Toute reproduction même partielle du contenu, de la couverture ou des icônes, par quelque procédé que ce soit (électronique, photocopie, bandes magnétiques ou autre) est interdite sans les autorisations de Sacha Perrin de Launay

Le Code de la propriété intellectuelle interdit les copies ou reproductions destinées à une utilisation collective. Toute représentation ou reproduction intégrale ou partielle faite par quelque procédé que ce soit, sans le consentement de l'Auteur ou de ses ayants cause est illicite et constitue une contrefaçon sanctionnée par les articles L335-2 et suivants du Code de la propriété intellectuelle.

TABLE DES MATIÈRES

1	Introduction	01
2	Comprendre l'Anxiété	04
3	Les Mécanismes de l'Anxiété	15
4	Identifier les Déclencheurs	25
5	Techniques de Gestion de l'Anxiété	34
6	Stratégies Cognitives et Comportementales	49
7	L'Importance du Soutien Social	62
8	Les Approches Médicamenteuses	74
9	Prévention et Résilience	86
10	Études de Cas et Témoignages	97
11	Conclusion	107
12	Annexes	113
	À propos de l'auteur	122

« L'effroi » *est un sentiment intense et soudain de peur profonde, souvent accompagné d'un choc émotionnel qui paralyse ou glace. Il traduit une réaction instinctive face à une menace perçue comme imminente ou un événement bouleversant. Ce terme évoque une forme exacerbée de la peur, où l'esprit est submergé par l'émotion, laissant peu de place à la réflexion. L'effroi peut résulter d'un danger réel, d'une révélation troublante, ou d'une situation inattendue qui ébranle profondément.*

Synonymes : Terreur, Frayeur, Angoisse, Épouvante, Horreur, Panique, Sidération, Consternation.

L'effroi ne se limite pas à une simple peur ; il s'agit d'une émotion viscérale, un vertige face à l'inconnu ou à l'incompréhensible, marquant à la fois le corps et l'esprit.

1 INTRODUCTION

L'anxiété est une émotion universelle qui touche chacun de nous à un moment ou à un autre de notre vie. Que ce soit face à un événement stressant, une période de changement ou simplement les défis quotidiens, l'anxiété peut surgir et nous submerger. Ce guide a été conçu pour vous aider à comprendre cette émotion complexe et à développer des stratégies efficaces pour la maîtriser.

Pourquoi ce guide ?

L'objectif de "Riposte à l'effroi" est de fournir des outils pratiques et accessibles à tous ceux qui cherchent à mieux gérer leur anxiété. Contrairement à un livre de thérapeute, ce guide ne nécessite pas de connaissances préalables en psychologie ou en santé mentale. Il est écrit dans un langage clair et simple, afin que chacun puisse en tirer profit, quel que soit son niveau de compréhension.

À qui s'adresse ce guide ?

Ce guide s'adresse à tous ceux qui ressentent de l'anxiété, qu'elle soit occasionnelle ou chronique. Que vous soyez étudiant, professionnel, parent ou retraité, vous trouverez ici des conseils et des techniques adaptés à votre situation. Nous avons veillé à inclure des exemples concrets et des exercices pratiques pour vous aider à appliquer les principes dans votre vie quotidienne.

Ce que vous trouverez dans ce guide

Dans les pages qui suivent, nous aborderons divers aspects de l'anxiété : ses causes, ses manifestations, et surtout, les moyens de la gérer. Vous découvrirez des techniques de respiration, de méditation, et de relaxation, ainsi que des stratégies cognitives et comportementales pour transformer votre relation avec l'anxiété. Nous explorerons également l'importance du soutien social et les options médicamenteuses disponibles.

Notre approche

Notre approche est holistique et pragmatique. Nous croyons que la gestion de l'anxiété ne se limite pas à des solutions temporaires, mais nécessite une compréhension profonde et une action continue. En combinant des méthodes éprouvées avec des conseils pratiques, nous espérons vous offrir un guide complet et accessible pour maîtriser l'anxiété qui vous submerge.

Un mot de conclusion

L'anxiété peut sembler insurmontable, mais elle ne doit pas définir votre vie. Avec les bons outils et une attitude proactive, vous pouvez apprendre à la gérer et à vivre une vie plus sereine et épanouie. Nous espérons que ce guide vous accompagnera sur ce chemin et vous apportera le soutien dont vous avez besoin.

Bonne lecture et bonne chance dans votre voyage vers une meilleure gestion de l'anxiété !

2
COMPRENDRE L'ANXIETE

L'anxiété est une émotion complexe et multifacette qui peut affecter chacun de nous à différents moments de notre vie. Pour mieux la gérer, il est essentiel de comprendre ce qu'elle est, comment elle se manifeste, et quelles en sont les causes. Ce chapitre vous guidera à travers ces aspects fondamentaux, vous offrant une base solide pour aborder les chapitres suivants avec une meilleure compréhension.

2.1. Définition et manifestations de l'anxiété

Définition de l'anxiété

L'anxiété est une réaction émotionnelle normale face à des situations perçues comme menaçantes ou stressantes. Elle se manifeste par une sensation de peur, d'inquiétude ou de malaise. Contrairement à la peur, qui est une réponse à un danger immédiat, l'anxiété est souvent liée à des préoccupations futures ou à des situations incertaines. Par exemple, vous pouvez ressentir de l'anxiété avant un examen important, un entretien d'embauche, ou une présentation publique.

L'anxiété peut varier en intensité et en durée. Elle peut être légère et passagère, ou sévère et persistante. Lorsqu'elle devient excessive et interfère avec la vie quotidienne, elle peut être considérée comme un trouble anxieux.

Manifestations de l'anxiété

L'anxiété peut se manifester de différentes manières, affectant à la fois le corps et l'esprit.

Voici quelques-unes des manifestations les plus courantes :

- Symptômes physiques :
    - Palpitations : Une augmentation du rythme cardiaque, souvent accompagnée d'une sensation de battements forts dans la poitrine.
    - Transpiration : Une sudation excessive, même en l'absence d'effort physique.
    - Tremblements : Des mouvements involontaires des mains, des jambes ou d'autres parties du corps.
    - Maux de tête : Des douleurs ou des tensions dans la tête, souvent dues à la contraction des muscles du cou et des épaules.
    - Douleurs musculaires : Des tensions ou des douleurs dans différents groupes musculaires, souvent causées par une posture rigide ou une respiration superficielle.
    - Troubles digestifs : Des nausées, des maux d'estomac, ou des problèmes de digestion.

- Difficultés à respirer : Une sensation d'essoufflement ou de respiration superficielle.

- Symptômes émotionnels :

  - Sentiment de peur ou de panique : Une sensation intense de danger imminent, même en l'absence de menace réelle.

  - Irritabilité : Une réactivité accrue aux stimuli, souvent accompagnée de colère ou de frustration.

  - Nervosité : Une sensation de tension ou d'agitation, souvent accompagnée de mouvements répétitifs ou de comportements nerveux.

  - Difficulté à se concentrer : Une incapacité à maintenir l'attention sur une tâche ou une conversation, souvent due à des pensées intrusives.

- Symptômes comportementaux :

  - Évitement des situations stressantes : Une tendance à éviter les situations ou les activités qui provoquent de l'anxiété.

  - Procrastination : Un report des tâches ou des décisions importantes, souvent dû à la peur de l'échec ou de l'incertitude.

  - Comportements compulsifs : Des actions répétitives visant à réduire l'anxiété, telles que la vérification excessive ou le nettoyage compulsif.

- Symptômes cognitifs :
  - Pensées négatives récurrentes : Des pensées automatiques négatives, souvent centrées sur des scénarios catastrophiques ou des échecs potentiels.
  - Anticipation de catastrophes : Une tendance à imaginer le pire des scénarios possibles, même en l'absence de preuves concrètes.
  - Difficulté à prendre des décisions : Une hésitation ou une incapacité à prendre des décisions, souvent due à la peur de faire le mauvais choix.

2.2. Les différents types d'anxiété

L'anxiété peut prendre plusieurs formes, chacune ayant ses propres caractéristiques et manifestations. Voici les types d'anxiété les plus courants :

Anxiété généralisée

L'anxiété généralisée se caractérise par une inquiétude excessive et persistante concernant divers aspects de la vie quotidienne, tels que le travail, la santé, ou les relations. Les personnes souffrant de ce type d'anxiété ont souvent du mal à contrôler leurs préoccupations et peuvent ressentir une tension constante. Elles peuvent également éprouver des symptômes physiques tels que des maux de tête, des douleurs musculaires, et des troubles du sommeil.

Trouble panique

Le trouble panique se manifeste par des attaques de panique soudaines et intenses, accompagnées de symptômes physiques tels que des palpitations, des sueurs, des tremblements, et une sensation d'étouffement. Ces attaques peuvent survenir sans avertissement et sont souvent très effrayantes. Les personnes souffrant de trouble panique peuvent également développer une peur des situations où une attaque de panique pourrait survenir, ce qui peut entraîner un évitement de ces situations.

Phobies

Les phobies sont des peurs irrationnelles et intenses envers des objets, des situations ou des activités spécifiques. Les phobies peuvent être spécifiques (comme la peur des araignées ou des hauteurs) ou sociales (comme la peur de parler en public ou d'interagir avec des inconnus). Les personnes souffrant de phobies peuvent éprouver une anxiété intense lorsqu'elles sont confrontées à l'objet ou à la situation redoutée, ce qui peut entraîner un évitement de ces situations.

Trouble d'anxiété sociale

Le trouble d'anxiété sociale, également connu sous le nom de phobie sociale, se caractérise par une peur intense des situations sociales ou de performance, où la personne craint d'être jugée ou embarrassée. Cela peut entraîner un évitement des situations sociales et une détresse significative. Les personnes souffrant de ce trouble peuvent éprouver des symptômes physiques tels que des rougissements, des tremblements, et des palpitations lorsqu'elles sont confrontées à des situations sociales.

Trouble obsessionnel-compulsif (TOC)

Le TOC est caractérisé par des obsessions (pensées intrusives et répétitives) et des compulsions (comportements répétitifs visant à réduire l'anxiété). Les personnes souffrant de TOC peuvent ressentir une anxiété intense si elles ne peuvent pas accomplir leurs rituels compulsifs. Par exemple, une personne peut se sentir obligée de vérifier plusieurs fois que la porte est verrouillée ou de se laver les mains de manière excessive pour éviter la contamination.

Stress post-traumatique (SPT)

Le SPT survient après l'exposition à un événement traumatisant, tel qu'un accident, une agression, ou une catastrophe naturelle. Les symptômes incluent des flashbacks, des cauchemars, une hypervigilance, et un évitement des rappels du traumatisme. Les personnes souffrant de SPT peuvent également éprouver des symptômes physiques tels que des palpitations, des sueurs, et des tremblements lorsqu'elles sont confrontées à des rappels du traumatisme.

2.3. Les causes de l'anxiété

Comprendre les causes de l'anxiété est essentiel pour mieux la gérer. Les causes peuvent être multiples et varier d'une personne à l'autre. Voici quelques-unes des causes les plus courantes :

Facteurs biologiques

- Génétique : Certaines personnes peuvent être prédisposées à l'anxiété en raison de facteurs génétiques. Si un membre de votre famille proche souffre d'anxiété, vous pouvez être plus susceptible de développer cette condition.

- Déséquilibres chimiques : Des déséquilibres dans les neurotransmetteurs, tels que la sérotonine et la noradrénaline, peuvent contribuer à l'anxiété. Ces neurotransmetteurs jouent un rôle crucial dans la régulation de l'humeur et des émotions.

Facteurs environnementaux

- Événements stressants : Des événements traumatisants ou stressants, tels que la perte d'un emploi, un divorce, ou un deuil, peuvent déclencher de l'anxiété. Ces événements peuvent perturber votre équilibre émotionnel et vous rendre plus vulnérable à l'anxiété.

- Environnement familial : Grandir dans un environnement instable ou stressant peut augmenter le risque de développer de l'anxiété. Par exemple, des conflits familiaux, des abus, ou un manque de soutien émotionnel peuvent contribuer à l'anxiété.

Facteurs psychologiques

- Personnalité : Certaines personnes peuvent être plus susceptibles à l'anxiété en raison de traits de personnalité, tels que le perfectionnisme ou une faible estime de soi. Ces traits peuvent rendre une personne plus sensible au stress et à l'anxiété.

- Expériences passées : Des expériences négatives ou traumatisantes dans le passé peuvent influencer la manière dont une personne réagit au stress. Par exemple, une personne qui a été victime de harcèlement peut développer une anxiété sociale.

Facteurs sociaux

- Pressions sociales : Les attentes et les pressions de la société, du travail, ou de la famille peuvent contribuer à l'anxiété. Par exemple, la pression pour réussir professionnellement ou pour correspondre à certaines normes sociales peut être une source d'anxiété.

- Isolement social : Le manque de soutien social et l'isolement peuvent exacerber les sentiments d'anxiété. Les personnes qui se sentent seules ou déconnectées peuvent être plus susceptibles de développer de l'anxiété.

Facteurs de mode de vie

- Alimentation : Une alimentation déséquilibrée peut affecter l'humeur et les niveaux d'énergie, contribuant à l'anxiété. Par exemple, une consommation excessive de caféine ou de sucre peut augmenter les niveaux d'anxiété.

- Sommeil : Le manque de sommeil ou des troubles du sommeil peuvent augmenter les niveaux d'anxiété. Un sommeil de qualité est essentiel pour la régulation des émotions et la gestion du stress.

- Activité physique : Un manque d'exercice physique peut également contribuer à des sentiments d'anxiété. L'activité physique régulière peut aider à réduire le stress et à améliorer l'humeur.

Conclusion

Comprendre l'anxiété, ses manifestations, ses différents types, et ses causes est la première étape vers une meilleure gestion de cette émotion. En identifiant les facteurs qui contribuent à votre anxiété, vous pouvez commencer à développer des stratégies efficaces pour la maîtriser et améliorer votre bien-être général.

L'anxiété peut sembler insurmontable, mais elle ne doit pas définir votre vie. Avec les bons outils et une attitude proactive, vous pouvez apprendre à la gérer et à vivre une vie plus sereine et épanouie. Nous espérons que ce chapitre vous a fourni une base solide pour aborder les chapitres suivants avec une meilleure compréhension de l'anxiété.

3
LES MECANISMES DE L'ANXIETE

Pour mieux comprendre et gérer l'anxiété, il est essentiel de connaître les mécanismes qui sous-tendent cette émotion complexe. Ce chapitre explore en profondeur les rôles du cerveau et des hormones, les réactions physiques et psychologiques, ainsi que les cycles de l'anxiété. En comprenant ces mécanismes, vous serez mieux équipé pour identifier et gérer les déclencheurs de l'anxiété dans votre vie quotidienne.

3.1. Le rôle du cerveau et des hormones

Le cerveau et l'anxiété

Le cerveau joue un rôle central dans la régulation de l'anxiété. Plusieurs régions du cerveau sont impliquées dans la réponse anxieuse, chacune ayant des fonctions spécifiques qui contribuent à la manière dont nous percevons et réagissons aux menaces.

- L'amygdale : Cette petite structure en forme d'amande, située dans le lobe temporal, est responsable de la détection des menaces et du déclenchement de la réponse de peur. Lorsqu'une menace est perçue, l'amygdale envoie des signaux à d'autres parties du cerveau pour préparer le corps à réagir. Par exemple, si vous entendez un bruit soudain et inattendu, l'amygdale peut immédiatement activer la réponse de "combat ou fuite".

- Le cortex préfrontal : Cette région du cerveau est impliquée dans la prise de décision, la régulation des émotions, et le contrôle des impulsions. Elle joue un rôle crucial dans la modulation de la réponse anxieuse en aidant à évaluer la réalité de la menace et à choisir la réponse appropriée. Par exemple, si vous êtes anxieux à propos d'un examen, le cortex préfrontal peut vous aider à évaluer si cette anxiété est justifiée et à élaborer un plan d'étude pour vous préparer.

- L'hippocampe : Cette structure est impliquée dans la mémoire et l'apprentissage. Elle aide à contextualiser les menaces en se basant sur des expériences passées, ce qui peut influencer la réponse anxieuse. Par exemple, si vous avez déjà vécu une situation stressante similaire, l'hippocampe peut vous aider à vous rappeler comment vous avez géré cette situation par le passé, ce qui peut réduire votre anxiété actuelle.

Les hormones et l'anxiété

Les hormones jouent également un rôle crucial dans la régulation de l'anxiété. Voici quelques-unes des principales hormones impliquées et leurs fonctions :

- L'adrénaline : Sécrétée par les glandes surrénales, l'adrénaline prépare le corps à la réaction de "combat ou fuite" en augmentant le rythme cardiaque, la pression artérielle, et la libération de glucose dans le sang. Par exemple, si vous êtes confronté à une situation dangereuse, l'adrénaline peut vous donner l'énergie nécessaire pour réagir rapidement.

- La noradrénaline : Également sécrétée par les glandes surrénales, la noradrénaline a des effets similaires à ceux de l'adrénaline, mais elle joue également un rôle dans la régulation de l'humeur et de l'attention. Par exemple, la noradrénaline peut vous aider à rester concentré et vigilant dans des situations stressantes.

- Le cortisol : Cette hormone est libérée en réponse au stress et aide à mobiliser les réserves d'énergie du corps. Cependant, des niveaux chroniquement élevés de cortisol peuvent avoir des effets négatifs sur la santé, y compris une augmentation de l'anxiété. Par exemple, un stress prolongé au travail peut entraîner des niveaux élevés de cortisol, ce qui peut augmenter votre anxiété et affecter votre bien-être général.

- La sérotonine : Bien que ce soit un neurotransmetteur plutôt qu'une hormone, la sérotonine joue un rôle crucial dans la régulation de l'humeur et de l'anxiété. Des niveaux faibles de sérotonine sont souvent associés à des troubles anxieux et dépressifs. Par exemple, des déséquilibres dans les niveaux de sérotonine peuvent contribuer à des sentiments d'anxiété et de dépression, et des médicaments qui augmentent les niveaux de sérotonine, comme les inhibiteurs sélectifs de la recapture de la sérotonine (ISRS), sont souvent utilisés pour traiter ces troubles.

3.2. Les réactions physiques et psychologiques

Les réactions physiques

L'anxiété provoque une série de réactions physiques qui préparent le corps à faire face à une menace perçue. Ces réactions sont souvent appelées la réponse de "combat ou fuite" et incluent :

- Augmentation du rythme cardiaque : Le cœur bat plus vite pour pomper plus de sang vers les muscles, préparant le corps à l'action. Par exemple, si vous êtes anxieux avant un entretien d'embauche, votre cœur peut battre plus vite pour vous préparer à la situation.

- Augmentation de la pression artérielle : La pression artérielle augmente pour améliorer la circulation sanguine vers les muscles et le cerveau. Par exemple, une pression artérielle élevée peut vous aider à rester alerte et prêt à réagir dans une situation stressante.

- Libération de glucose : Le foie libère du glucose dans le sang pour fournir de l'énergie rapide aux muscles. Par exemple, si vous êtes anxieux avant une compétition sportive, la libération de glucose peut vous donner l'énergie nécessaire pour performer.

- Dilatation des pupilles : Les pupilles se dilatent pour améliorer la vision et permettre une meilleure détection des menaces. Par exemple, si vous êtes anxieux dans une situation sombre ou peu familière, la dilatation des pupilles peut vous aider à mieux voir votre environnement.

- Transpiration : La transpiration augmente pour refroidir le corps et prévenir la surchauffe. Par exemple, si vous êtes anxieux avant une présentation publique, la transpiration peut vous aider à réguler votre température corporelle.

- Tension musculaire : Les muscles se tendent pour se préparer à l'action, ce qui peut entraîner des douleurs musculaires et des tensions. Par exemple, si vous êtes anxieux avant un examen, la tension musculaire peut vous aider à rester alerte et concentré.

Les réactions psychologiques

En plus des réactions physiques, l'anxiété provoque également une série de réactions psychologiques qui peuvent affecter la manière dont nous percevons et réagissons à notre environnement :

- Hypervigilance : Une attention accrue aux stimuli environnementaux, souvent accompagnée d'une sensation de nervosité ou de tension. Par exemple, si vous êtes anxieux dans un environnement bruyant, vous pouvez devenir hypervigilant et réagir de manière excessive à chaque bruit.

- Pensées intrusives : Des pensées négatives ou catastrophiques qui envahissent l'esprit, souvent centrées sur des scénarios de pire cas. Par exemple, si vous êtes anxieux à propos de votre santé, vous pouvez avoir des pensées intrusives sur des maladies graves ou des accidents.

- Difficulté à se concentrer : Une incapacité à maintenir l'attention sur une tâche ou une conversation, souvent due à des pensées intrusives. Par exemple, si vous êtes anxieux à propos d'un projet de travail, vous pouvez avoir du mal à vous concentrer sur d'autres tâches.

- Irritabilité : Une réactivité accrue aux stimuli, souvent accompagnée de colère ou de frustration. Par exemple, si vous êtes anxieux à propos de vos finances, vous pouvez devenir irritable et réagir de manière excessive à des situations mineures.

- Sentiment de peur ou de panique : Une sensation intense de danger imminent, même en l'absence de menace réelle. Par exemple, si vous êtes anxieux à propos de votre avenir, vous pouvez ressentir une peur ou une panique intense à l'idée de ce qui pourrait arriver.

3.3. Les cycles de l'anxiété

L'anxiété peut souvent se manifester sous forme de cycles répétitifs qui peuvent être difficiles à briser. Comprendre ces cycles est essentiel pour développer des stratégies efficaces pour les interrompre.

Le cycle de la pensée anxieuse

Le cycle de la pensée anxieuse commence souvent par une pensée négative ou catastrophique. Cette pensée déclenche une réaction émotionnelle, qui à son tour provoque des réactions physiques. Ces réactions physiques peuvent ensuite renforcer la pensée négative initiale, créant un cycle auto-entretenu :

1. Pensée négative : "Je vais échouer à mon examen."
2. Réaction émotionnelle : Sentiment de peur ou de panique.
3. Réaction physique : Augmentation du rythme cardiaque, transpiration, tension musculaire.
4. Renforcement de la pensée négative : "Je me sens tellement anxieux, je vais sûrement échouer."

Pour interrompre ce cycle, il est important de reconnaître la pensée négative initiale et de la remplacer par une pensée plus réaliste et positive. Par exemple, vous pouvez vous dire : "Je me suis bien préparé pour cet examen, et je vais faire de mon mieux."

Le cycle de l'évitement

Le cycle de l'évitement se produit lorsque nous évitons les situations ou les activités qui provoquent de l'anxiété. Bien que l'évitement puisse offrir un soulagement temporaire, il peut en fait renforcer l'anxiété à long terme en empêchant l'exposition et l'adaptation :

1. Situation anxiogène : Parler en public.

2. Évitement : Éviter les situations de prise de parole en public.

3. Soulagement temporaire : Sentiment de soulagement immédiat.

4. Renforcement de l'anxiété : La prochaine fois que la situation se présente, l'anxiété est encore plus forte en raison du manque d'exposition et d'adaptation.

Pour interrompre ce cycle, il est important de s'exposer progressivement aux situations anxiogènes et de développer des stratégies pour gérer l'anxiété dans ces situations. Par exemple, vous pouvez commencer par parler en public dans des petits groupes avant de vous exposer à des audiences plus grandes.

Le cycle de la rumination

Le cycle de la rumination se produit lorsque nous nous retrouvons à ressasser des pensées négatives ou des préoccupations de manière répétitive. Cette rumination peut entraîner une augmentation de l'anxiété et une difficulté à se concentrer sur d'autres aspects de la vie :

1. Pensée négative : "Je n'aurais pas dû dire cela."

2. Rumination : Ressasser la pensée négative de manière répétitive.

3. Augmentation de l'anxiété : Sentiment croissant de peur ou de panique.

4. Difficulté à se concentrer : Incapacité à se concentrer sur d'autres tâches ou activités.

Pour interrompre ce cycle, il est important de reconnaître la rumination et de rediriger votre attention vers des activités positives ou des pensées constructives. Par exemple, vous pouvez pratiquer la pleine conscience ou la méditation pour vous aider à rester dans le moment présent et à éviter la rumination.

Conclusion

Comprendre les mécanismes de l'anxiété, y compris le rôle du cerveau et des hormones, les réactions physiques et psychologiques, ainsi que les cycles de l'anxiété, est essentiel pour développer des stratégies efficaces pour la gérer. En identifiant les déclencheurs et les cycles de l'anxiété dans votre vie, vous pouvez commencer à interrompre ces cycles et à développer des réponses plus adaptatives.

L'anxiété peut sembler insurmontable, mais avec une compréhension approfondie de ses mécanismes et une approche proactive, vous pouvez apprendre à la maîtriser et à vivre une vie plus sereine et épanouie. Nous espérons que ce chapitre vous a fourni des informations précieuses pour mieux comprendre et gérer l'anxiété dans votre vie quotidienne.

4

IDENTIFIER LES DECLENCHEURS

Pour mieux gérer l'anxiété, il est crucial de comprendre ce qui la provoque. Identifier les déclencheurs de votre anxiété est la première étape pour développer des stratégies efficaces pour la maîtriser. Ce chapitre explore en profondeur les différents types de déclencheurs, y compris les facteurs externes, les facteurs internes, et les situations courantes de stress. En reconnaissant ces déclencheurs, vous pouvez commencer à les anticiper et à les gérer de manière proactive.

4.1. Les facteurs externes

Les facteurs externes sont des éléments de votre environnement qui peuvent déclencher de l'anxiété. Ces facteurs peuvent varier considérablement d'une personne à l'autre, mais certains sont couramment identifiés comme des déclencheurs d'anxiété.

Les événements stressants

Les événements stressants, tels que les changements de vie majeurs, les conflits interpersonnels, ou les défis professionnels, peuvent être des déclencheurs puissants d'anxiété. Par exemple, un déménagement, un changement de carrière, ou une rupture amoureuse peuvent tous provoquer des niveaux élevés de stress et d'anxiété. Ces événements peuvent perturber votre routine quotidienne et vous obliger à vous adapter à de nouvelles situations, ce qui peut être source d'anxiété.

Les environnements bruyants ou chaotiques

Les environnements bruyants ou chaotiques peuvent également être des déclencheurs d'anxiété. Par exemple, travailler dans un bureau bruyant, vivre dans une ville animée, ou être exposé à des bruits forts et soudains peut augmenter votre niveau d'anxiété. Le bruit constant peut rendre difficile la concentration et augmenter la tension, ce qui peut entraîner une réaction anxieuse.

Les interactions sociales

Les interactions sociales, en particulier celles qui impliquent des situations de performance ou de jugement, peuvent être des déclencheurs d'anxiété. Par exemple, parler en public, participer à des réunions de travail, ou assister à des événements sociaux peut provoquer de l'anxiété. La peur d'être jugé ou évalué par les autres peut être particulièrement stressante et déclencher des réactions anxieuses.

Les médias et les informations

Les médias et les informations, en particulier les nouvelles négatives ou alarmantes, peuvent également être des déclencheurs d'anxiété. Par exemple, regarder des reportages sur des catastrophes naturelles, des conflits internationaux, ou des crises économiques peut augmenter votre niveau d'anxiété. L'exposition constante à des informations négatives peut créer un sentiment de menace imminente, même si vous n'êtes pas directement affecté par ces événements.

Les attentes et les pressions sociales

Les attentes et les pressions sociales, telles que les normes de beauté, les attentes professionnelles, ou les pressions familiales, peuvent également être des déclencheurs d'anxiété. Par exemple, se sentir obligé de correspondre à certaines normes ou attentes peut provoquer de l'anxiété et du stress. La peur de ne pas répondre aux attentes des autres ou de soi-même peut être particulièrement anxiogène.

4.2. Les facteurs internes

Les facteurs internes sont des éléments de votre propre esprit et de votre corps qui peuvent déclencher de l'anxiété. Ces facteurs peuvent être plus difficiles à identifier, mais ils jouent un rôle crucial dans la manière dont vous réagissez aux situations stressantes.

Les pensées négatives

Les pensées négatives, telles que les pensées catastrophiques, les auto-critiques, ou les préoccupations excessives, peuvent être des déclencheurs d'anxiété. Par exemple, penser constamment à des scénarios de pire cas ou se critiquer de manière excessive peut augmenter votre niveau d'anxiété. Ces pensées peuvent créer un cycle de rumination qui renforce l'anxiété et rend difficile la concentration sur d'autres aspects de la vie.

Les émotions refoulées

Les émotions refoulées, telles que la colère, la tristesse, ou la frustration, peuvent également être des déclencheurs d'anxiété. Par exemple, ne pas exprimer vos émotions de manière saine peut entraîner une accumulation de tension et d'anxiété. Le refoulement des émotions peut également entraîner des réactions physiques, telles que des tensions musculaires ou des maux de tête, qui peuvent à leur tour augmenter l'anxiété.

Les croyances limitantes

Les croyances limitantes, telles que la conviction que vous n'êtes pas assez bon ou que vous ne pouvez pas réussir, peuvent également être des déclencheurs d'anxiété. Par exemple, croire que vous êtes incapable de réussir dans une situation donnée peut provoquer de l'anxiété et du stress. Ces croyances peuvent être profondément enracinées et influencer votre perception de vous-même et de vos capacités, ce qui peut rendre difficile la gestion de l'anxiété.

Les souvenirs traumatisants

Les souvenirs traumatisants, tels que des expériences passées de violence, d'abus, ou de perte, peuvent également être des déclencheurs d'anxiété. Par exemple, être confronté à des rappels de ces expériences peut provoquer des flashbacks, des cauchemars, ou des réactions émotionnelles intenses.

Ces souvenirs peuvent être particulièrement déclencheurs d'anxiété car ils peuvent créer un sentiment de menace imminente, même si le danger est passé.

Les sensations physiques

Les sensations physiques, telles que les douleurs, les tensions musculaires, ou les symptômes de maladie, peuvent également être des déclencheurs d'anxiété. Par exemple, ressentir une douleur soudaine ou une sensation de malaise peut provoquer de l'anxiété et de l'inquiétude. Ces sensations peuvent être interprétées comme des signes de danger ou de maladie, ce qui peut augmenter l'anxiété et rendre difficile la gestion de la situation.

4.3. Les situations courantes de stress

Certaines situations courantes de stress peuvent être des déclencheurs d'anxiété pour de nombreuses personnes. Reconnaître ces situations et développer des stratégies pour les gérer peut vous aider à mieux maîtriser votre anxiété.

Le travail et la carrière

Le travail et la carrière peuvent être des sources majeures de stress et d'anxiété. Par exemple, des délais serrés, des attentes élevées, ou des conflits avec des collègues peuvent tous provoquer de l'anxiété. La pression pour réussir et atteindre des objectifs professionnels peut être particulièrement stressante, surtout si vous vous sentez dépassé ou incertain de vos capacités.

Les relations interpersonnelles

Les relations interpersonnelles, telles que les relations amoureuses, les amitiés, ou les relations familiales, peuvent également être des sources de stress et d'anxiété. Par exemple, des conflits, des malentendus, ou des attentes non satisfaites peuvent provoquer de l'anxiété.

Les relations peuvent être complexes et émotionnellement chargées, ce qui peut rendre difficile la gestion de l'anxiété dans ces situations.

Les finances

Les finances, telles que les dettes, les dépenses imprévues, ou les incertitudes économiques, peuvent également être des sources de stress et d'anxiété. Par exemple, se sentir financièrement instable ou incertain de l'avenir peut provoquer de l'anxiété. Les préoccupations financières peuvent être particulièrement stressantes car elles peuvent affecter votre sécurité et votre bien-être à long terme.

La santé

La santé, telle que les maladies, les blessures, ou les préoccupations concernant la santé de soi-même ou de ses proches, peut également être une source de stress et d'anxiété. Par exemple, recevoir un diagnostic médical ou s'inquiéter de la santé d'un être cher peut provoquer de l'anxiété. Les préoccupations de santé peuvent être particulièrement anxiogènes car elles peuvent affecter votre qualité de vie et votre bien-être général.

Les changements de vie

Les changements de vie, tels que les déménagements, les changements de carrière, ou les transitions de vie, peuvent également être des sources de stress et d'anxiété. Par exemple, déménager dans une nouvelle ville, changer de carrière, ou traverser une période de transition peut provoquer de l'anxiété. Les changements de vie peuvent être stressants car ils peuvent perturber votre routine et vous obliger à vous adapter à de nouvelles situations.

Les défis personnels

Les défis personnels, tels que les objectifs de développement personnel, les aspirations de carrière, ou les projets de vie, peuvent également être des sources de stress et d'anxiété. Par exemple, se fixer des objectifs élevés ou aspirer à des réalisations importantes peut provoquer de l'anxiété. Les défis personnels peuvent être particulièrement stressants car ils peuvent mettre en lumière vos insécurités et vos doutes sur vos capacités.

Les conflits internes

Les conflits internes, tels que les dilemmes moraux, les décisions difficiles, ou les conflits de valeurs, peuvent également être des sources de stress et d'anxiété. Par exemple, être confronté à un dilemme moral ou à une décision difficile peut provoquer de l'anxiété. Les conflits internes peuvent être particulièrement stressants car ils peuvent créer un sentiment de déchirement et d'incertitude.

Conclusion

Identifier les déclencheurs de votre anxiété est une étape cruciale pour mieux la gérer. En reconnaissant les facteurs externes, les facteurs internes, et les situations courantes de stress qui provoquent votre anxiété, vous pouvez commencer à développer des stratégies efficaces pour les anticiper et les gérer de manière proactive.

L'anxiété peut sembler insurmontable, mais avec une compréhension approfondie de ses déclencheurs et une approche proactive, vous pouvez apprendre à la maîtriser et à vivre une vie plus sereine et épanouie. Nous espérons que ce chapitre vous a fourni des informations précieuses pour mieux comprendre et gérer les déclencheurs de votre anxiété.

5

TECHNIQUES DE GESTION

DE L'ANXIETE

Gérer l'anxiété de manière efficace nécessite un ensemble de techniques et de pratiques qui peuvent être intégrées dans votre vie quotidienne. Ce chapitre explore en profondeur diverses techniques de gestion de l'anxiété, y compris les techniques de respiration, la méditation et la pleine conscience, les exercices physiques, et les techniques de relaxation. En adoptant ces pratiques, vous pouvez apprendre à mieux contrôler votre anxiété et à améliorer votre bien-être général.

5.1. Les techniques de respiration

La respiration est une fonction vitale qui peut être utilisée comme un outil puissant pour gérer l'anxiété. Les techniques de respiration aident à calmer le corps et l'esprit en régulant le rythme cardiaque, en réduisant la tension musculaire, et en apportant un sentiment de calme et de contrôle.

La respiration profonde

La respiration profonde, également connue sous le nom de respiration diaphragmatique, implique l'utilisation du diaphragme pour inspirer et expirer l'air. Cette technique aide à ralentir le rythme respiratoire et à augmenter l'apport en oxygène, ce qui peut réduire l'anxiété.

- Comment faire : Asseyez-vous ou allongez-vous dans une position confortable. Placez une main sur votre abdomen et l'autre sur votre poitrine. Inspirez lentement par le nez en gonflant votre abdomen, puis expirez lentement par la bouche en laissant votre abdomen se dégonfler. Répétez ce processus pendant plusieurs minutes.

- Conseils supplémentaires : Essayez de pratiquer cette technique plusieurs fois par jour, surtout lorsque vous vous sentez stressé ou anxieux. Vous pouvez également utiliser des applications de respiration ou des vidéos en ligne pour vous guider.

La respiration en carré

La respiration en carré, également connue sous le nom de respiration en boîte, est une technique de respiration qui aide à calmer l'esprit et à réduire l'anxiété en suivant un rythme structuré.

- Comment faire : Asseyez-vous dans une position confortable. Inspirez lentement par le nez en comptant jusqu'à quatre. Retenez votre souffle en comptant jusqu'à quatre. Expirez lentement par la bouche en comptant jusqu'à quatre. Retenez votre souffle en comptant jusqu'à quatre. Répétez ce cycle plusieurs fois.

- Conseils supplémentaires : Visualisez un carré ou une boîte pendant que vous pratiquez cette technique. Imaginez que chaque côté du carré représente une étape de la respiration. Cela peut aider à maintenir votre concentration et à renforcer l'effet calmant de la technique.

La respiration alternée

La respiration alternée, également connue sous le nom de respiration par les narines alternées, est une technique de respiration qui aide à équilibrer les deux hémisphères du cerveau et à réduire l'anxiété.

- Comment faire : Asseyez-vous dans une position confortable. Utilisez votre pouce droit pour fermer votre narine droite et inspirez lentement par la narine gauche. Retenez votre souffle, puis utilisez votre annulaire droit pour fermer votre narine gauche et expirez lentement par la narine droite. Répétez ce cycle plusieurs fois.

- Conseils supplémentaires : Cette technique est souvent utilisée dans les pratiques de yoga et de méditation. Vous pouvez la combiner avec des postures de yoga ou des techniques de méditation pour renforcer ses effets bénéfiques.

La respiration cohérente

La respiration cohérente est une technique de respiration qui aide à synchroniser le rythme respiratoire avec le rythme cardiaque, ce qui peut réduire l'anxiété et favoriser la relaxation.

- Comment faire : Asseyez-vous dans une position confortable. Inspirez lentement par le nez en comptant jusqu'à cinq, puis expirez lentement par la bouche en comptant jusqu'à cinq. Répétez ce cycle pendant plusieurs minutes.

- Conseils supplémentaires : Utilisez un métronome ou une application de respiration pour vous aider à maintenir un rythme régulier. Vous pouvez également pratiquer cette technique en écoutant de la musique apaisante pour renforcer ses effets calmants.

5.2. La méditation et la pleine conscience

La méditation et la pleine conscience sont des pratiques qui aident à calmer l'esprit et à réduire l'anxiété en se concentrant sur le moment présent. Ces pratiques peuvent être intégrées dans votre vie quotidienne pour améliorer votre bien être général.

La méditation de pleine conscience

La méditation de pleine conscience implique de se concentrer sur le moment présent sans jugement. Cette pratique aide à réduire l'anxiété en vous permettant de vous détacher de vos pensées et de vos émotions.

- Comment faire : Asseyez-vous dans une position confortable. Fermez les yeux et concentrez-vous sur votre respiration. Observez les sensations de votre corps et les pensées qui traversent votre esprit sans les juger. Si votre esprit s'égare, ramenez doucement votre attention sur votre respiration. Répétez ce processus pendant plusieurs minutes.

- Conseils supplémentaires : Essayez de pratiquer cette technique plusieurs fois par jour, surtout lorsque vous vous sentez stressé ou anxieux. Vous pouvez également utiliser des applications de méditation ou des vidéos en ligne pour vous guider.

La méditation guidée

La méditation guidée implique de suivre les instructions d'un guide ou d'un enregistrement pour vous aider à vous détendre et à vous concentrer. Cette pratique peut être particulièrement utile pour les débutants ou pour ceux qui ont du mal à se concentrer.

- Comment faire : Trouvez un enregistrement de méditation guidée qui vous plaît. Asseyez-vous dans une position confortable et suivez les instructions de l'enregistrement. Concentrez-vous sur les sensations de votre corps et les pensées qui traversent votre esprit sans les juger. Répétez ce processus pendant plusieurs minutes.

- Conseils supplémentaires : Choisissez un enregistrement de méditation guidée qui correspond à vos besoins et à vos préférences. Vous pouvez également essayer différentes techniques de méditation guidée, telles que la méditation de la respiration, la méditation du corps, ou la méditation de la visualisation.

La méditation de la compassion

La méditation de la compassion, également connue sous le nom de méditation de la bienveillance, implique de diriger des pensées de compassion et de bienveillance vers soi-même et vers les autres. Cette pratique aide à réduire l'anxiété en cultivant des sentiments de paix et de connexion.

- Comment faire : Asseyez-vous dans une position confortable. Fermez les yeux et concentrez-vous sur votre respiration. Dirigez des pensées de compassion et de bienveillance vers vous-même, en vous répétant des phrases telles que "Que je sois en sécurité, que je sois en bonne santé, que je sois heureux, que je vive en paix." Répétez ce processus en dirigeant des pensées de compassion et de bienveillance vers les autres.

- Conseils supplémentaires : Essayez de pratiquer cette technique plusieurs fois par jour, surtout lorsque vous vous sentez stressé ou anxieux. Vous pouvez également utiliser des applications de méditation ou des vidéos en ligne pour vous guider.

La méditation de la gratitude

La méditation de la gratitude implique de se concentrer sur les aspects positifs de votre vie et de ressentir de la gratitude pour ce que vous avez. Cette pratique aide à réduire l'anxiété en cultivant des sentiments de satisfaction et de contentement.

- Comment faire : Asseyez-vous dans une position confortable. Fermez les yeux et concentrez-vous sur votre respiration. Pensez à trois choses pour lesquelles vous êtes reconnaissant dans votre vie. Répétez ce processus en vous concentrant sur chaque aspect positif et en ressentant de la gratitude pour ce que vous avez.

- Conseils supplémentaires : Essayez de pratiquer cette technique plusieurs fois par jour, surtout lorsque vous vous sentez stressé ou anxieux. Vous pouvez également tenir un journal de gratitude pour noter les aspects positifs de votre vie et renforcer vos sentiments de gratitude.

5.3. Les exercices physiques

L'exercice physique est une technique puissante pour gérer l'anxiété. L'activité physique aide à réduire la tension musculaire, à améliorer l'humeur, et à augmenter la production de neurotransmetteurs qui favorisent le bien-être.

Les exercices cardiovasculaires

Les exercices cardiovasculaires, tels que la course, la natation, ou le vélo, aident à augmenter le rythme cardiaque et à améliorer la circulation sanguine. Ces exercices peuvent réduire l'anxiété en libérant des endorphines, des hormones qui favorisent le bien-être.

- Comment faire : Choisissez une activité cardiovasculaire que vous aimez, telle que la course, la natation, ou le vélo. Pratiquez cette activité régulièrement, en augmentant progressivement l'intensité et la durée de vos séances d'entraînement.

- Conseils supplémentaires : Essayez de pratiquer cette technique plusieurs fois par semaine, surtout lorsque vous vous sentez stressé ou anxieux. Vous pouvez également varier les activités cardiovasculaires pour éviter l'ennui et maintenir votre motivation.

Les exercices de renforcement musculaire

Les exercices de renforcement musculaire, tels que la musculation ou le yoga, aident à augmenter la force et la flexibilité. Ces exercices peuvent réduire l'anxiété en améliorant la posture, en réduisant la tension musculaire, et en favorisant la relaxation.

- Comment faire : Choisissez une activité de renforcement musculaire que vous aimez, telle que la musculation ou le yoga. Pratiquez cette activité régulièrement, en augmentant progressivement l'intensité et la durée de vos séances d'entraînement.

- Conseils supplémentaires : Essayez de pratiquer cette technique plusieurs fois par semaine, surtout lorsque vous vous sentez stressé ou anxieux. Vous pouvez également varier les exercices de renforcement musculaire pour cibler différents groupes musculaires et maintenir votre motivation.

Les exercices de plein air

Les exercices de plein air, tels que la randonnée, le jardinage, ou le vélo, aident à réduire l'anxiété en vous connectant à la nature et en favorisant la relaxation. Ces exercices peuvent également améliorer votre humeur et votre bien-être général.

- Comment faire : Choisissez une activité de plein air que vous aimez, telle que la randonnée, le jardinage, ou le vélo. Pratiquez cette activité régulièrement, en profitant de la beauté et de la tranquillité de la nature.

- Conseils supplémentaires : Essayez de pratiquer cette technique plusieurs fois par semaine, surtout lorsque vous vous sentez stressé ou anxieux. Vous pouvez également varier les activités de plein air pour éviter l'ennui et maintenir votre motivation.

Les exercices de danse

Les exercices de danse, tels que la zumba, la salsa, ou le ballet, aident à réduire l'anxiété en libérant des endorphines, en améliorant la coordination, et en favorisant la relaxation. Ces exercices peuvent également améliorer votre humeur et votre bien-être général.

- Comment faire : Choisissez une activité de danse que vous aimez, telle que la zumba, la salsa, ou le ballet. Pratiquez cette activité régulièrement, en suivant des cours ou des vidéos en ligne pour vous guider.

- Conseils supplémentaires : Essayez de pratiquer cette technique plusieurs fois par semaine, surtout lorsque vous vous sentez stressé ou anxieux. Vous pouvez également varier les styles de danse pour éviter l'ennui et maintenir votre motivation.

5.4. Les techniques de relaxation

Les techniques de relaxation sont des pratiques qui aident à calmer le corps et l'esprit en réduisant la tension musculaire et en favorisant la détente. Ces techniques peuvent être intégrées dans votre vie quotidienne pour améliorer votre bien-être général.

La relaxation musculaire progressive

La relaxation musculaire progressive implique de tendre et de relâcher progressivement différents groupes musculaires pour réduire la tension et favoriser la détente.

- Comment faire : Asseyez-vous ou allongez-vous dans une position confortable. Commencez par tendre les muscles de vos pieds en les contractant pendant quelques secondes, puis relâchez-les. Répétez ce processus en remontant progressivement vers les autres groupes musculaires de votre corps, en tendant et en relâchant chaque groupe musculaire à tour de rôle.

- Conseils supplémentaires : Essayez de pratiquer cette technique plusieurs fois par jour, surtout lorsque vous vous sentez stressé ou anxieux. Vous pouvez également utiliser des applications de relaxation ou des vidéos en ligne pour vous guider.

Le yoga

Le yoga est une pratique qui combine des postures physiques, des techniques de respiration, et des techniques de méditation pour favoriser la relaxation et la détente.

- Comment faire : Choisissez une séance de yoga qui vous plaît, telle que le hatha yoga ou le yoga restauratif. Pratiquez cette séance régulièrement, en vous concentrant sur les postures physiques, les techniques de respiration, et les techniques de méditation.

- Conseils supplémentaires : Essayez de pratiquer cette technique plusieurs fois par semaine, surtout lorsque vous vous sentez stressé ou anxieux. Vous pouvez également varier les styles de yoga pour cibler différents aspects de votre bien-être et maintenir votre motivation.

Le massage

Le massage est une technique de relaxation qui implique de masser les muscles et les tissus pour réduire la tension et favoriser la détente.

- Comment faire : Trouvez un masseur qualifié ou utilisez des techniques d'auto-massage pour masser les muscles et les tissus de votre corps. Concentrez-vous sur les zones de tension, en utilisant des mouvements doux et circulaires pour favoriser la relaxation.

- Conseils supplémentaires : Essayez de pratiquer cette technique plusieurs fois par semaine, surtout lorsque vous vous sentez stressé ou anxieux. Vous pouvez également utiliser des huiles essentielles ou des crèmes de massage pour renforcer les effets relaxants du massage.

Les bains chauds

Les bains chauds sont une technique de relaxation qui implique de se détendre dans une baignoire remplie d'eau chaude pour réduire la tension musculaire et favoriser la détente.

- Comment faire : Remplissez votre baignoire d'eau chaude et ajoutez des sels de bain ou des huiles essentielles pour améliorer l'expérience. Allongez-vous dans la baignoire et laissez la chaleur de l'eau détendre vos muscles et calmer votre esprit.

- Conseils supplémentaires : Essayez de pratiquer cette technique plusieurs fois par semaine, surtout lorsque vous vous sentez stressé ou anxieux. Vous pouvez également écouter de la musique apaisante ou lire un livre pour renforcer les effets relaxants du bain chaud.

La visualisation

La visualisation est une technique de relaxation qui implique de créer des images mentales apaisantes pour réduire la tension et favoriser la détente.

- Comment faire : Asseyez-vous dans une position confortable et fermez-les yeux. Imaginez un lieu paisible et apaisant, tel qu'une plage, une forêt, ou une montagne. Concentrez-vous sur les détails de ce lieu, en utilisant tous vos sens pour créer une image mentale vivante et immersive. Répétez ce processus pendant plusieurs minutes.

- Conseils supplémentaires : Essayez de pratiquer cette technique plusieurs fois par jour, surtout lorsque vous vous sentez stressé ou anxieux. Vous pouvez également utiliser des applications de visualisation ou des vidéos en ligne pour vous guider.

Conclusion

Gérer l'anxiété de manière efficace nécessite un ensemble de techniques et de pratiques qui peuvent être intégrées dans votre vie quotidienne. En adoptant des techniques de respiration, la méditation et la pleine conscience, les exercices physiques, et les techniques de relaxation, vous pouvez apprendre à mieux contrôler votre anxiété et à améliorer votre bien-être général.

L'anxiété peut sembler insurmontable, mais avec une compréhension approfondie des techniques de gestion de l'anxiété et une approche proactive, vous pouvez apprendre à la maîtriser et à vivre une vie plus sereine et épanouie. Nous espérons que ce chapitre vous a fourni des informations précieuses pour mieux comprendre et gérer l'anxiété dans votre vie quotidienne.

6

STRATEGIES COGNITIVES ET COMPORTEMENTALES

Les stratégies cognitives et comportementales sont des outils puissants pour gérer l'anxiété en modifiant la manière dont vous pensez et agissez face aux situations stressantes. Ce chapitre explore en profondeur la restructuration cognitive, la thérapie comportementale, et la gestion des pensées négatives. En adoptant ces stratégies, vous pouvez apprendre à mieux contrôler votre anxiété et à améliorer votre bien-être général.

6.1. La restructuration cognitive

La restructuration cognitive est une technique qui consiste à identifier et à modifier les pensées négatives ou irrationnelles qui contribuent à l'anxiété. Cette approche aide à remplacer les pensées négatives par des pensées plus réalistes et positives, ce qui peut réduire l'anxiété et améliorer votre bien-être émotionnel.

Identifier les pensées négatives

La première étape de la restructuration cognitive consiste à identifier les pensées négatives ou irrationnelles qui contribuent à votre anxiété. Ces pensées peuvent être des jugements sur vous-même, des prédictions catastrophiques, ou des interprétations erronées des situations.

- Comment faire : Tenez un journal de vos pensées négatives. Notez les situations qui déclenchent votre anxiété et les pensées qui vous traversent l'esprit à ces moments-là. Par exemple, si vous vous sentez anxieux avant un entretien d'embauche, notez les pensées telles que "Je vais échouer" ou "Je ne suis pas assez bon."

- Conseils supplémentaires : Utilisez des applications de journalisation ou des carnets pour noter vos pensées négatives. Vous pouvez également demander à un ami de confiance ou à un thérapeute de vous aider à identifier ces pensées.

Évaluer les pensées négatives

La deuxième étape consiste à évaluer la validité de vos pensées négatives. Demandez-vous si ces pensées sont basées sur des faits ou si elles sont des interprétations subjectives.

- Comment faire : Pour chaque pensée négative, posez-vous des questions telles que "Quelles preuves ai-je pour soutenir cette pensée ?" et "Y a-t-il une autre façon de voir cette situation ?" Par exemple, si vous pensez "Je vais échouer à mon entretien", demandez-vous "Quelles preuves ai-je que je vais échouer ?" et "Y a-t-il des raisons de croire que je pourrais réussir ?"

- Conseils supplémentaires : Utilisez des techniques de questionnement socratique pour évaluer vos pensées négatives. Par exemple, demandez-vous "Quelles sont les preuves contre cette pensée ?" et "Quelle est la pire chose qui pourrait arriver si cette pensée était vraie ?"

Remplacer les pensées négatives par des pensées réalistes

La troisième étape consiste à remplacer les pensées négatives par des pensées plus réalistes et positives. Cette étape nécessite de la pratique et de la patience, mais elle peut avoir un impact significatif sur votre anxiété.

- Comment faire : Pour chaque pensée négative, formulez une pensée plus réaliste et positive. Par exemple, si vous pensez "Je vais échouer à mon entretien", remplacez cette pensée par "Je me suis bien préparé et j'ai les compétences nécessaires pour réussir." Répétez cette pensée plusieurs fois pour renforcer sa validité.

- Conseils supplémentaires : Utilisez des affirmations positives pour renforcer vos pensées réalistes. Par exemple, répétez des phrases telles que "Je suis capable de réussir" ou "Je suis en sécurité et en contrôle."

Pratiquer la restructuration cognitive

La restructuration cognitive est une compétence qui s'améliore avec la pratique. Plus vous pratiquez cette technique, plus elle deviendra naturelle et efficace.

- Comment faire : Intégrez la restructuration cognitive dans votre routine quotidienne. Chaque fois que vous vous sentez anxieux, prenez un moment pour identifier, évaluer, et remplacer vos pensées négatives. Utilisez des rappels, tels que des notes ou des applications de restructuration cognitive, pour vous aider à pratiquer régulièrement.

- Conseils supplémentaires : Utilisez des techniques de visualisation pour renforcer vos pensées réalistes. Par exemple, imaginez-vous en train de réussir dans la situation qui vous rend anxieux et visualisez les étapes que vous prenez pour y parvenir.

6.2. La thérapie comportementale

La thérapie comportementale est une approche qui se concentre sur la modification des comportements qui contribuent à l'anxiété. Cette approche aide à identifier et à changer les comportements problématiques, ce qui peut réduire l'anxiété et améliorer votre bien-être émotionnel.

Identifier les comportements problématiques

La première étape de la thérapie comportementale consiste à identifier les comportements qui contribuent à votre anxiété. Ces comportements peuvent inclure l'évitement, la procrastination, ou les comportements compulsifs.

- Comment faire : Tenez un journal de vos comportements problématiques. Notez les situations qui déclenchent votre anxiété et les comportements que vous adoptez en réponse. Par exemple, si vous évitez les situations sociales par peur de l'anxiété, notez cette tendance à l'évitement.

- Conseils supplémentaires : Utilisez des applications de suivi des comportements ou des carnets pour noter vos comportements problématiques. Vous pouvez également demander à un ami de confiance ou à un thérapeute de vous aider à identifier ces comportements.

Évaluer les comportements problématiques

La deuxième étape consiste à évaluer l'impact de vos comportements problématiques sur votre anxiété. Demandez-vous si ces comportements vous aident à long terme ou s'ils aggravent votre anxiété.

- Comment faire : Pour chaque comportement problématique, posez-vous des questions telles que "Ce comportement m'aide-t-il à gérer mon anxiété à long terme ?" et "Y a-t-il des conséquences négatives à ce comportement ?" Par exemple, si vous évitez les situations sociales, demandez-vous "L'évitement m'aide-t-il à long terme ou aggrave-t-il mon anxiété ?"

- Conseils supplémentaires : Utilisez des techniques de questionnement socratique pour évaluer vos comportements problématiques. Par exemple, demandez-vous "Quelles sont les alternatives à ce comportement ?" et "Quels sont les avantages et les inconvénients de ce comportement ?"

Remplacer les comportements problématiques par des comportements adaptatifs

La troisième étape consiste à remplacer les comportements problématiques par des comportements plus adaptatifs et bénéfiques. Cette étape nécessite de la pratique et de la patience, mais elle peut avoir un impact significatif sur votre anxiété.

- Comment faire : Pour chaque comportement problématique, formulez un comportement plus adaptatif. Par exemple, si vous évitez les situations sociales, remplacez ce comportement par une exposition progressive aux situations sociales. Commencez par des situations moins anxiogènes et augmentez progressivement le niveau de difficulté.

- Conseils supplémentaires : Utilisez des techniques de renforcement positif pour encourager vos comportements adaptatifs. Par exemple, récompensez-vous chaque fois que vous adoptez un comportement adaptatif, tel que participer à une situation sociale ou accomplir une tâche que vous aviez tendance à éviter.

Pratiquer la thérapie comportementale

La thérapie comportementale est une compétence qui s'améliore avec la pratique. Plus vous pratiquez cette technique, plus elle deviendra naturelle et efficace.

- Comment faire : Intégrez la thérapie comportementale dans votre routine quotidienne. Chaque fois que vous vous sentez anxieux, prenez un moment pour identifier, évaluer, et remplacer vos comportements problématiques. Utilisez des rappels, tels que des notes ou des applications de thérapie comportementale, pour vous aider à pratiquer régulièrement.

- Conseils supplémentaires : Utilisez des techniques de visualisation pour renforcer vos comportements adaptatifs. Par exemple, imaginez-vous en train de réussir dans la situation qui vous rend anxieux et visualisez les étapes que vous prenez pour y parvenir.

6.3. La gestion des pensées négatives

La gestion des pensées négatives est une stratégie essentielle pour réduire l'anxiété. Cette approche implique de reconnaître et de gérer les pensées négatives de manière proactive, ce qui peut améliorer votre bien-être émotionnel et réduire l'anxiété.

Reconnaître les pensées négatives

La première étape de la gestion des pensées négatives consiste à reconnaître les pensées négatives dès qu'elles apparaissent. Cette reconnaissance est cruciale pour pouvoir les gérer efficacement.

- Comment faire : Soyez attentif à vos pensées et à vos émotions. Chaque fois que vous ressentez de l'anxiété, prenez un moment pour identifier les pensées négatives qui traversent votre esprit. Par exemple, si vous vous sentez anxieux avant une présentation, notez les pensées telles que "Je vais échouer" ou "Je ne suis pas assez bon."

- Conseils supplémentaires : Utilisez des techniques de pleine conscience pour être plus attentif à vos pensées et à vos émotions. Par exemple, pratiquez la méditation de pleine conscience ou des exercices de respiration pour vous aider à reconnaître vos pensées négatives.

Évaluer les pensées négatives

La deuxième étape consiste à évaluer la validité de vos pensées négatives. Demandez-vous si ces pensées sont basées sur des faits ou si elles sont des interprétations subjectives.

- Comment faire : Pour chaque pensée négative, posez-vous des questions telles que "Quelles preuves ai-je pour soutenir cette pensée ?" et "Y a-t-il une autre façon de voir cette situation ?" Par exemple, si vous pensez "Je vais échouer à ma présentation", demandez-vous "Quelles preuves ai-je que je vais échouer ?" et "Y a-t-il des raisons de croire que je pourrais réussir ?"

- Conseils supplémentaires : Utilisez des techniques de questionnement socratique pour évaluer vos pensées négatives. Par exemple, demandez-vous "Quelles sont les preuves contre cette pensée ?" et "Quelle est la pire chose qui pourrait arriver si cette pensée était vraie ?"

Remplacer les pensées négatives par des pensées réalistes

La troisième étape consiste à remplacer les pensées négatives par des pensées plus réalistes et positives. Cette étape nécessite de la pratique et de la patience, mais elle peut avoir un impact significatif sur votre anxiété.

- Comment faire : Pour chaque pensée négative, formulez une pensée plus réaliste et positive. Par exemple, si vous pensez "Je vais échouer à ma présentation", remplacez cette pensée par "Je me suis bien préparé et j'ai les compétences nécessaires pour réussir." Répétez cette pensée plusieurs fois pour renforcer sa validité.

- Conseils supplémentaires : Utilisez des affirmations positives pour renforcer vos pensées réalistes. Par exemple, répétez des phrases telles que "Je suis capable de réussir" ou "Je suis en sécurité et en contrôle."

Pratiquer la gestion des pensées négatives

La gestion des pensées négatives est une compétence qui s'améliore avec la pratique. Plus vous pratiquez cette technique, plus elle deviendra naturelle et efficace.

- Comment faire : Intégrez la gestion des pensées négatives dans votre routine quotidienne. Chaque fois que vous vous sentez anxieux, prenez un moment pour identifier, évaluer, et remplacer vos pensées négatives. Utilisez des rappels, tels que des notes ou des applications de gestion des pensées négatives, pour vous aider à pratiquer régulièrement.

- Conseils supplémentaires : Utilisez des techniques de visualisation pour renforcer vos pensées réalistes. Par exemple, imaginez-vous en train de réussir dans la situation qui vous rend anxieux et visualisez les étapes que vous prenez pour y parvenir.

Techniques supplémentaires pour la gestion des pensées négatives

La technique du "stop"

La technique du "stop" est une méthode simple mais efficace pour interrompre les pensées négatives. Chaque fois que vous vous surprenez à avoir des pensées négatives, dites-vous mentalement "stop" et remplacez cette pensée par une pensée plus positive ou réaliste.

- Comment faire : Dès que vous reconnaissez une pensée négative, dites-vous mentalement "stop". Prenez une profonde inspiration et remplacez cette pensée par une pensée plus positive ou réaliste. Par exemple, si vous pensez "Je vais échouer", dites-vous "stop" et remplacez cette pensée par "Je suis capable de réussir."

- Conseils supplémentaires : Utilisez des rappels visuels, tels que des post-it ou des bracelets, pour vous rappeler d'utiliser la technique du "stop" chaque fois que vous avez des pensées négatives.

La technique de la "boîte à soucis"

La technique de la "boîte à soucis" est une méthode qui consiste à écrire vos pensées négatives et à les mettre dans une boîte pour les traiter plus tard. Cette technique aide à libérer votre esprit des pensées négatives et à vous concentrer sur le moment présent.

- Comment faire : Chaque fois que vous avez une pensée négative, écrivez-la sur un morceau de papier et mettez-la dans une boîte. Dites-vous que vous traiterez cette pensée plus tard et concentrez-vous sur le moment présent. Par exemple, si vous pensez "Je vais échouer à ma présentation", écrivez cette pensée sur un morceau de papier et mettez-la dans une boîte.

- Conseils supplémentaires : Réservez un moment chaque jour pour traiter les pensées négatives que vous avez mises dans la boîte. Évaluez chaque pensée et remplacez-la par une pensée plus réaliste et positive.

La technique de la "reformulation positive"

La technique de la "reformulation positive" consiste à reformuler les pensées négatives en termes positifs. Cette technique aide à changer votre perspective et à voir les situations sous un angle plus positif.

- Comment faire : Chaque fois que vous avez une pensée négative, reformulez-la en termes positifs. Par exemple, si vous pensez "Je vais échouer à ma présentation", reformulez cette pensée en "Je vais faire de mon mieux et apprendre de cette expérience."

- Conseils supplémentaires : Utilisez des affirmations positives pour renforcer vos pensées reformulées. Par exemple, répétez des phrases telles que "Je suis capable de réussir" ou "Je suis en sécurité et en contrôle."

Conclusion

Les stratégies cognitives et comportementales sont des outils puissants pour gérer l'anxiété en modifiant la manière dont vous pensez et agissez face aux situations stressantes. En adoptant la restructuration cognitive, la thérapie comportementale, et la gestion des pensées négatives, vous pouvez apprendre à mieux contrôler votre anxiété et à améliorer votre bien-être général.

L'anxiété peut sembler insurmontable, mais avec une compréhension approfondie des stratégies cognitives et comportementales et une approche proactive, vous pouvez apprendre à la maîtriser et à vivre une vie plus sereine et épanouie. Nous espérons que ce chapitre vous a fourni des informations précieuses pour mieux comprendre et gérer l'anxiété dans votre vie quotidienne.

7
L'IMPORTANCE
DU SOUTIEN SOCIAL

Le soutien social joue un rôle crucial dans la gestion de l'anxiété. Avoir un réseau de soutien solide peut offrir un sentiment de sécurité, de compréhension et d'encouragement, ce qui est essentiel pour surmonter les défis liés à l'anxiété. Ce chapitre explore en profondeur le rôle de la famille et des amis, les groupes de soutien, et les professionnels de la santé mentale. En comprenant l'importance du soutien social, vous pouvez mieux utiliser ces ressources pour améliorer votre bien-être émotionnel.

7.1. Le rôle de la famille et des amis

La famille et les amis sont souvent les premières sources de soutien pour les personnes souffrant d'anxiété. Leur rôle est essentiel pour offrir un environnement de compréhension, de réconfort et d'encouragement.

La compréhension et l'empathie

La compréhension et l'empathie de la part de la famille et des amis peuvent faire une grande différence dans la gestion de l'anxiété. Savoir que vos proches comprennent ce que vous traversez et sont là pour vous soutenir peut réduire le sentiment d'isolement et de détresse.

- Comment faire : Parlez ouvertement de votre anxiété avec vos proches. Expliquez-leur ce que vous ressentez et comment ils peuvent vous aider. Par exemple, vous pouvez dire : "Je me sens souvent anxieux dans certaines situations, et savoir que vous comprenez et que vous êtes là pour moi m'aide beaucoup."

- Conseils supplémentaires : Utilisez des applications de journalisation ou des carnets pour noter vos pensées et vos sentiments. Partagez ces notes avec vos proches pour les aider à mieux comprendre votre expérience.

Le soutien émotionnel

Le soutien émotionnel de la part de la famille et des amis est crucial pour gérer l'anxiété. Leur présence et leur réconfort peuvent vous aider à traverser les moments difficiles et à maintenir une perspective positive.

- Comment faire : Demandez à vos proches de vous offrir du soutien émotionnel lorsque vous en avez besoin. Par exemple, vous pouvez dire : "J'ai besoin de parler de ce que je ressens en ce moment. Pouvez-vous m'écouter et me réconforter ?"

- Conseils supplémentaires : Planifiez des moments réguliers pour discuter de vos sentiments et de vos préoccupations avec vos proches. Cela peut renforcer votre lien et vous offrir un espace sûr pour exprimer vos émotions.

L'encouragement et la motivation

L'encouragement et la motivation de la part de la famille et des amis peuvent vous aider à rester concentré sur vos objectifs et à surmonter les défis liés à l'anxiété. Leur soutien peut vous donner la force et la détermination nécessaires pour faire face à vos peurs et à vos préoccupations.

- Comment faire : Demandez à vos proches de vous encourager et de vous motiver dans vos efforts pour gérer l'anxiété. Par exemple, vous pouvez dire : "J'ai besoin de votre soutien pour rester motivé et concentré sur mes objectifs."

- Conseils supplémentaires : Partagez vos progrès et vos réussites avec vos proches. Célébrez ensemble les petites victoires et les étapes franchies dans la gestion de votre anxiété.

Les activités partagées

Participer à des activités avec la famille et les amis peut également être bénéfique pour gérer l'anxiété. Ces moments partagés peuvent offrir une distraction bienvenue et renforcer les liens émotionnels.

- Comment faire : Planifiez des activités régulières avec vos proches, telles que des sorties, des jeux de société, ou des repas partagés. Par exemple, vous pouvez dire : "J'aimerais passer plus de temps avec vous. Que diriez-vous de faire une sortie ce week-end ?"

- Conseils supplémentaires : Choisissez des activités qui vous apportent de la joie et du réconfort. Cela peut inclure des loisirs créatifs, des activités physiques, ou des moments de détente.

7.2. Les groupes de soutien

Les groupes de soutien offrent un espace sûr et bienveillant où les personnes souffrant d'anxiété peuvent partager leurs expériences, recevoir des conseils et se sentir comprises. Ces groupes peuvent être une source précieuse de soutien émotionnel et d'information.

Le partage d'expériences

Le partage d'expériences avec d'autres personnes souffrant d'anxiété peut être extrêmement bénéfique. Cela permet de se sentir moins seul et de réaliser que d'autres traversent des défis similaires.

- Comment faire : Rejoignez un groupe de soutien local ou en ligne. Participez activement aux discussions et partagez vos expériences et vos préoccupations. Par exemple, vous pouvez dire : "Je me sens souvent anxieux dans certaines situations, et j'aimerais entendre comment les autres gèrent cela."

- Conseils supplémentaires : Utilisez des forums en ligne ou des applications de soutien pour trouver des groupes de soutien adaptés à vos besoins. Vous pouvez également demander à votre thérapeute ou à votre médecin des recommandations de groupes de soutien.

Le soutien émotionnel

Les groupes de soutien offrent un soutien émotionnel précieux en créant un environnement de compréhension et de réconfort. Savoir que d'autres personnes comprennent ce que vous traversez peut réduire le sentiment d'isolement et de détresse.

- Comment faire : Participez régulièrement aux réunions du groupe de soutien. Exprimez vos sentiments et vos préoccupations, et offrez votre soutien aux autres membres du groupe. Par exemple, vous pouvez dire : "Je me sens anxieux en ce moment, et j'ai besoin de votre soutien pour me sentir mieux."

- Conseils supplémentaires : Utilisez des techniques de communication non violente pour exprimer vos besoins et vos sentiments. Par exemple, dites : "Je me sens anxieux en ce moment, et j'ai besoin de votre soutien pour me sentir mieux."

L'échange d'informations et de conseils

Les groupes de soutien sont une excellente source d'informations et de conseils pratiques pour gérer l'anxiété. Les membres du groupe peuvent partager des stratégies et des techniques qui ont fonctionné pour eux, ce qui peut vous offrir de nouvelles idées et perspectives.

- Comment faire : Posez des questions et demandez des conseils aux autres membres du groupe.

Par exemple, vous pouvez dire : "Quelles stratégies avez-vous trouvées utiles pour gérer l'anxiété dans des situations similaires ?"

- Conseils supplémentaires : Prenez des notes sur les conseils et les stratégies partagés par les autres membres du groupe. Essayez de les appliquer dans votre vie quotidienne et évaluez leur efficacité.

Les activités de groupe

Participer à des activités de groupe peut également être bénéfique pour gérer l'anxiété. Ces activités peuvent offrir une distraction bienvenue et renforcer les liens émotionnels entre les membres du groupe.

- Comment faire : Proposez des activités de groupe, telles que des sorties, des ateliers, ou des séances de relaxation. Par exemple, vous pouvez dire : "J'aimerais organiser une sortie de groupe ce week-end. Qui serait intéressé ?"

- Conseils supplémentaires : Choisissez des activités qui favorisent la détente et le bien-être, telles que des séances de yoga, des ateliers de méditation, ou des sorties en plein air.

7.3. Les professionnels de la santé mentale

Les professionnels de la santé mentale jouent un rôle crucial dans la gestion de l'anxiété. Ils offrent des conseils, des thérapies et des traitements spécialisés pour aider les personnes à surmonter leurs défis émotionnels.

Les thérapeutes et les psychologues

Les thérapeutes et les psychologues sont formés pour offrir des thérapies spécialisées, telles que la thérapie cognitivo-comportementale (TCC), qui peuvent aider à gérer l'anxiété de manière efficace.

- Comment faire : Consultez un thérapeute ou un psychologue pour discuter de vos préoccupations et de vos symptômes d'anxiété. Par exemple, vous pouvez dire : "Je me sens souvent anxieux dans certaines situations, et j'aimerais explorer des stratégies pour mieux gérer cela."

- Conseils supplémentaires : Soyez ouvert et honnête avec votre thérapeute ou psychologue. Partagez vos pensées, vos sentiments et vos préoccupations de manière détaillée pour obtenir les meilleurs conseils et traitements possibles.

Les psychiatres

Les psychiatres sont des médecins spécialisés dans le traitement des troubles mentaux, y compris l'anxiété. Ils peuvent prescrire des médicaments et offrir des conseils sur les traitements médicamenteux.

- Comment faire : Consultez un psychiatre pour discuter de vos symptômes d'anxiété et des options de traitement médicamenteux. Par exemple, vous pouvez dire : "Je me sens souvent anxieux et j'aimerais explorer les options de traitement médicamenteux."

- Conseils supplémentaires : Soyez ouvert et honnête avec votre psychiatre. Partagez vos symptômes, vos préoccupations et vos antécédents médicaux de manière détaillée pour obtenir les meilleurs conseils et traitements possibles.

Les conseillers et les coachs

Les conseillers et les coachs offrent un soutien et des conseils pratiques pour gérer l'anxiété et améliorer le bien-être émotionnel. Ils peuvent aider à développer des stratégies et des techniques pour faire face aux défis quotidiens.

- Comment faire : Consultez un conseiller ou un coach pour discuter de vos préoccupations et de vos objectifs. Par exemple, vous pouvez dire : "Je me sens souvent anxieux et j'aimerais développer des stratégies pour mieux gérer cela."

- Conseils supplémentaires : Soyez ouvert et honnête avec votre conseiller ou coach. Partagez vos pensées, vos sentiments et vos préoccupations de manière détaillée pour obtenir les meilleurs conseils et stratégies possibles.

Les travailleurs sociaux

Les travailleurs sociaux offrent un soutien et des ressources pour aider les personnes à surmonter les défis liés à l'anxiété. Ils peuvent fournir des informations sur les services communautaires, les programmes de soutien et les ressources disponibles.

- Comment faire : Consultez un travailleur social pour discuter de vos préoccupations et de vos besoins. Par exemple, vous pouvez dire : "Je me sens souvent anxieux et j'aimerais obtenir des informations sur les services et les ressources disponibles pour m'aider."

- Conseils supplémentaires : Soyez ouvert et honnête avec votre travailleur social. Partagez vos préoccupations, vos besoins et vos objectifs de manière détaillée pour obtenir les meilleures informations et ressources possibles.

Les programmes de soutien communautaire

Les programmes de soutien communautaire offrent des ressources et des services pour aider les personnes à gérer l'anxiété. Ces programmes peuvent inclure des ateliers, des séances de groupe, et des activités de bien-être.

- Comment faire : Recherchez des programmes de soutien communautaire dans votre région. Par exemple, vous pouvez consulter des centres communautaires, des associations de santé mentale, ou des organisations locales pour obtenir des informations sur les programmes disponibles.

- Conseils supplémentaires : Participez activement aux programmes de soutien communautaire. Engagez-vous dans les activités proposées et échangez avec les autres participants pour renforcer votre réseau de soutien.

Les applications et les plateformes en ligne

Les applications et les plateformes en ligne offrent des ressources et des outils pour gérer l'anxiété. Ces outils peuvent inclure des exercices de méditation, des techniques de respiration, et des conseils pratiques pour améliorer le bien-être émotionnel.

- Comment faire : Téléchargez des applications de santé mentale ou consultez des plateformes en ligne pour obtenir des ressources et des outils pour gérer l'anxiété. Par exemple, vous pouvez utiliser des applications telles que Headspace, Calm, ou What's Up pour accéder à des exercices de méditation et des techniques de respiration.

- Conseils supplémentaires : Utilisez régulièrement les applications et les plateformes en ligne pour intégrer des pratiques de bien-être dans votre routine quotidienne. Essayez différentes techniques et outils pour trouver ceux qui fonctionnent le mieux pour vous.

Conclusion

Le soutien social joue un rôle crucial dans la gestion de l'anxiété. Avoir un réseau de soutien solide, que ce soit à travers la famille et les amis, les groupes de soutien, ou les professionnels de la santé mentale, peut offrir un sentiment de sécurité, de compréhension et d'encouragement. En comprenant l'importance du soutien social et en utilisant ces ressources de manière proactive, vous pouvez mieux gérer votre anxiété et améliorer votre bien-être émotionnel.

L'anxiété peut sembler insurmontable, mais avec un soutien social adéquat et une approche proactive, vous pouvez apprendre à la maîtriser et à vivre une vie plus sereine et épanouie. Nous espérons que ce chapitre vous a fourni des informations précieuses pour mieux comprendre et utiliser le soutien social dans la gestion de votre anxiété.

8

LES APPROCHES

MEDICAMENTEUSES

Les approches médicamenteuses jouent un rôle crucial dans la gestion de l'anxiété, surtout lorsque les stratégies cognitives, comportementales et de soutien social ne suffisent pas à soulager les symptômes. Ce chapitre explore en profondeur les différents types de médicaments utilisés pour traiter l'anxiété, y compris les anxiolytiques et les antidépresseurs, ainsi que les effets secondaires et les précautions à prendre.

8.1. Les anxiolytiques

Les anxiolytiques sont des médicaments conçus pour réduire rapidement les symptômes d'anxiété. Ils sont souvent prescrits pour traiter les crises d'anxiété aiguë ou les symptômes sévères d'anxiété.

Les benzodiazépinés

Les benzodiazépinés sont une classe d'anxiolytiques couramment utilisés pour traiter l'anxiété. Ils agissent en augmentant l'activité du neurotransmetteur GABA (acide gamma-aminobutyrique), ce qui a un effet calmant sur le système nerveux central.

- Exemples : Diazépam (Valium), Alprazolam (Xanax), Lorazépam (Ativan), Clonazépam (Klonopin).

- Mode d'action : Les benzodiazépinés se lient aux récepteurs GABA-A, augmentant ainsi l'activité du GABA et réduisant l'excitabilité neuronale. Cela conduit à une sensation de calme et de relaxation.

- Indications : Les benzodiazépinés sont souvent prescrits pour traiter les crises d'anxiété aiguë, les troubles paniques, et l'anxiété généralisée. Ils peuvent également être utilisés pour traiter l'insomnie liée à l'anxiété.

- Conseils d'utilisation : Les benzodiazépinés doivent être utilisés avec prudence en raison de leur potentiel de dépendance et de tolérance. Il est important de suivre les recommandations de votre médecin concernant la posologie et la durée du traitement.

- Précautions : Évitez de consommer de l'alcool ou d'autres substances sédatives pendant le traitement, car cela peut augmenter les effets secondaires et le risque de dépendance. Ne conduisez pas de véhicule ou n'utilisez pas de machines lourdes après avoir pris des benzodiazépinés, car ils peuvent causer de la somnolence et des étourdissements.

Les non-benzodiazépinés

Les non-benzodiazépinés sont une autre classe d'anxiolytiques qui agissent de manière similaire aux benzodiazépinés, mais avec un profil de tolérance et de dépendance différent.

- Exemples : Buspirone (Buspar), Zolpidem (Ambien), Zopiclone (Imovane).

- Mode d'action : Les non-benzodiazépinés agissent également sur les récepteurs GABA, mais ils ont une structure chimique différente et peuvent avoir des effets secondaires différents.

- Indications : Les non-benzodiazépinés sont souvent prescrits pour traiter l'anxiété généralisée et les troubles du sommeil liés à l'anxiété.

- Conseils d'utilisation : Comme pour les benzodiazépinés, il est important de suivre les recommandations de votre médecin concernant la posologie et la durée du traitement. Les non-benzodiazépinés peuvent également avoir des effets secondaires, bien que leur potentiel de dépendance soit généralement plus faible.

- Précautions : Évitez de consommer de l'alcool ou d'autres substances sédatives pendant le traitement, car cela peut augmenter les effets secondaires. Ne conduisez pas de véhicule ou n'utilisez pas de machines lourdes après avoir pris des non-benzodiazépinés, car ils peuvent causer de la somnolence et des étourdissements.

8.2. Les antidépresseurs

Les antidépresseurs sont une autre classe de médicaments couramment utilisés pour traiter l'anxiété, en particulier lorsque les symptômes sont chroniques ou accompagnés de dépression.

Les inhibiteurs sélectifs de la recapture de la sérotonine (ISRS)

Les ISRS sont une classe d'antidépresseurs qui augmentent les niveaux de sérotonine dans le cerveau, un neurotransmetteur associé à la régulation de l'humeur et de l'anxiété.

- Exemples : Fluoxétine (Prozac), Sertraline (Zoloft), Escitalopram (Lexapro), Paroxétine (Paxil).

- Mode d'action : Les ISRS inhibent la recapture de la sérotonine par les neurones présynaptiques, augmentant ainsi la disponibilité de la sérotonine dans la fente synaptique. Cela conduit à une amélioration de l'humeur et à une réduction de l'anxiété.

- Indications : Les ISRS sont souvent prescrits pour traiter les troubles anxieux généralisés, les troubles obsessionnels-compulsifs (TOC), les troubles de stress post-traumatique (TSPT), et les troubles paniques.

- Conseils d'utilisation : Les ISRS peuvent prendre plusieurs semaines pour atteindre leur plein effet. Il est important de continuer à prendre le médicament comme prescrit par votre médecin, même si vous ne ressentez pas immédiatement une amélioration. Les effets secondaires courants incluent des nausées, des maux de tête, et des troubles du sommeil, mais ces effets tendent à diminuer avec le temps.

- Précautions : Informez votre médecin de tout effet secondaire préoccupant, en particulier des pensées suicidaires ou des comportements inhabituels. Évitez de consommer de l'alcool ou d'autres substances sédatives pendant le traitement, car cela peut augmenter les effets secondaires.

Les inhibiteurs de la recapture de la sérotonine et de la noradrénaline (IRSN)

Les IRSN sont une autre classe d'antidépresseurs qui augmentent les niveaux de sérotonine et de noradrénaline dans le cerveau, deux neurotransmetteurs associés à la régulation de l'humeur et de l'anxiété.

- Exemples : Venlafaxine (Effexor), Duloxétine (Cymbalta), Desvenlafaxine (Pristiq).

- Mode d'action : Les IRSN inhibent la recapture de la sérotonine et de la noradrénaline par les neurones présynaptiques, augmentant ainsi la disponibilité de ces neurotransmetteurs dans la fente synaptique. Cela conduit à une amélioration de l'humeur et à une réduction de l'anxiété.

- Indications : Les IRSN sont souvent prescrits pour traiter les troubles anxieux généralisés, les troubles de stress post-traumatique (TSPT), et les troubles paniques. Ils peuvent également être utilisés pour traiter la dépression et les douleurs neuropathiques.

- Conseils d'utilisation : Comme les ISRS, les IRSN peuvent prendre plusieurs semaines pour atteindre leur plein effet. Il est important de continuer à prendre le médicament comme prescrit par votre médecin, même si vous ne ressentez pas immédiatement une amélioration. Les effets secondaires courants incluent des nausées, des maux de tête, et des troubles du sommeil, mais ces effets tendent à diminuer avec le temps.

- Précautions : Informez votre médecin de tout effet secondaire préoccupant, en particulier des pensées suicidaires ou des comportements inhabituels. Évitez de consommer de l'alcool ou d'autres substances sédatives pendant le traitement, car cela peut augmenter les effets secondaires.

Les antidépresseurs tricycliques (ATC)

Les ATC sont une classe plus ancienne d'antidépresseurs qui augmentent les niveaux de sérotonine et de noradrénaline dans le cerveau. Bien qu'ils soient moins couramment prescrits en raison de leurs effets secondaires, ils peuvent être efficaces pour certains types d'anxiété.

- Exemples : Amitriptyline (Elavil), Imipramine (Tofranil), Nortriptyline (Pamelor).

- Mode d'action : Les ATC inhibent la recapture de la sérotonine et de la noradrénaline par les neurones présynaptiques, augmentant ainsi la disponibilité de ces neurotransmetteurs dans la fente synaptique. Cela conduit à une amélioration de l'humeur et à une réduction de l'anxiété.

- Indications : Les ATC sont parfois prescrits pour traiter les troubles anxieux généralisés, les troubles paniques, et les troubles obsessionnels-compulsifs (TOC). Ils peuvent également être utilisés pour traiter la dépression et les douleurs neuropathiques.

- Conseils d'utilisation : Les ATC peuvent avoir des effets secondaires plus prononcés que les ISRS et les IRSN, y compris la sécheresse de la bouche, la constipation, et les étourdissements. Il est important de discuter des avantages et des risques avec votre médecin avant de commencer un traitement avec des ATC.

- Précautions : Informez votre médecin de tout effet secondaire préoccupant, en particulier des pensées suicidaires ou des comportements inhabituels. Évitez de consommer de l'alcool ou d'autres substances sédatives pendant le traitement, car cela peut augmenter les effets secondaires.

8.3. Les effets secondaires et les précautions

Les médicaments utilisés pour traiter l'anxiété peuvent avoir des effets secondaires et nécessitent des précautions particulières pour assurer leur utilisation sûre et efficace.

Effets secondaires courants

Les effets secondaires courants des anxiolytiques et des antidépresseurs peuvent varier en fonction du type de médicament et de la dose. Voici quelques-uns des effets secondaires les plus courants :

- Benzodiazépinés : Somnolence, étourdissements, troubles de la mémoire, dépendance, tolérance.

- Non-benzodiazépinés : Somnolence, étourdissements, maux de tête, nausées.

- ISRS : Nausées, maux de tête, troubles du sommeil, agitation, diminution de la libido.

- IRSN : Nausées, maux de tête, troubles du sommeil, agitation, diminution de la libido, hypertension.

- ATC : Sécheresse de la bouche, constipation, étourdissements, prise de poids, troubles cardiaques.

Précautions à prendre

Il est important de prendre certaines précautions lors de l'utilisation de médicaments pour traiter l'anxiété afin de minimiser les risques et de maximiser les bénéfices.

- Consulter un professionnel de la santé : Avant de commencer un traitement médicamenteux, consultez un professionnel de la santé pour discuter des avantages et des risques. Assurez-vous de partager vos antécédents médicaux complets, y compris les autres médicaments que vous prenez et les conditions médicales dont vous souffrez.

- Suivre les recommandations de posologie : Suivez toujours les recommandations de votre médecin concernant la posologie et la durée du traitement. Ne modifiez pas la dose ou n'arrêtez pas le médicament sans consulter votre médecin.

- Surveiller les effets secondaires : Soyez attentif aux effets secondaires et informez votre médecin de tout effet secondaire préoccupant. Certains effets secondaires peuvent nécessiter un ajustement de la dose ou un changement de médicament.

- Éviter l'alcool et les substances illicites : L'alcool et les substances illicites peuvent interagir avec les médicaments pour l'anxiété et augmenter les risques d'effets secondaires et de dépendance. Évitez de consommer de l'alcool et des substances illicites pendant le traitement.

- Informer les autres professionnels de la santé : Informez tous les autres professionnels de la santé que vous consultez (y compris les dentistes et les pharmaciens) des médicaments que vous prenez pour l'anxiété. Cela peut aider à éviter les interactions médicamenteuses potentiellement dangereuses.

- Planifier des suivis réguliers : Planifiez des suivis réguliers avec votre médecin pour évaluer l'efficacité du traitement et ajuster la posologie si nécessaire. Ces suivis sont également importants pour surveiller les effets secondaires et discuter de tout changement dans votre état de santé.

- Éviter les activités dangereuses : Évitez de conduire des véhicules ou d'utiliser des machines lourdes après avoir pris des médicaments qui peuvent causer de la somnolence ou des étourdissements. Assurez-vous de comprendre les effets de vos médicaments sur votre capacité à effectuer des tâches potentiellement dangereuses.

- Gérer les symptômes de sevrage : Si vous devez arrêter de prendre un médicament, suivez les recommandations de votre médecin pour réduire progressivement la dose et minimiser les symptômes de sevrage. Ne cessez jamais brusquement de prendre un médicament sans consulter votre médecin.

Conclusion

Les approches médicamenteuses jouent un rôle crucial dans la gestion de l'anxiété, surtout lorsque les stratégies cognitives, comportementales et de soutien social ne suffisent pas à soulager les symptômes. En comprenant les différents types de médicaments disponibles, y compris les anxiolytiques et les antidépresseurs, ainsi que les effets secondaires et les précautions à prendre, vous pouvez mieux gérer votre anxiété et améliorer votre bien-être émotionnel.

L'anxiété peut sembler insurmontable, mais avec une approche médicamenteuse appropriée et une compréhension approfondie des effets secondaires et des précautions, vous pouvez apprendre à la maîtriser et à vivre une vie plus sereine et épanouie. Nous espérons que ce chapitre vous a fourni des informations précieuses pour mieux comprendre et utiliser les approches médicamenteuses dans la gestion de votre anxiété.

9

PREVENTION ET RESILIENCE

La prévention et la résilience sont des éléments clés pour gérer l'anxiété de manière proactive. En adoptant des stratégies préventives et en développant la résilience, vous pouvez mieux vous préparer à faire face aux défis et aux stress de la vie quotidienne. Ce chapitre explore en profondeur les moyens d'adopter un mode de vie sain, de développer la résilience et de préparer des plans d'action pour mieux gérer l'anxiété.

9.1. Adopter un mode de vie sain

Adopter un mode de vie sain est essentiel pour prévenir l'anxiété et améliorer votre bien-être général. Un mode de vie équilibré peut renforcer votre résilience et vous aider à mieux gérer les situations stressantes.

L'alimentation équilibrée

Une alimentation équilibrée joue un rôle crucial dans la gestion de l'anxiété. Les nutriments essentiels aident à maintenir un bon équilibre chimique dans le cerveau, ce qui peut réduire les symptômes d'anxiété.

- Conseils pratiques :
  - Consommez des aliments riches en oméga-3 : Les acides gras oméga-3, présents dans les poissons gras comme le saumon, les noix et les graines de chia, sont bénéfiques pour la santé mentale.

- Incluez des antioxydants : Les fruits et légumes riches en antioxydants, tels que les baies, les épinards et les carottes, aident à protéger les cellules du stress oxydatif.

- Évitez les aliments transformés et sucrés : Les aliments riches en sucres raffinés et en additifs peuvent provoquer des pics de glycémie, ce qui peut augmenter l'anxiété.

- Hydratez-vous : Buvez suffisamment d'eau pour maintenir une bonne hydratation, ce qui est essentiel pour le bon fonctionnement du cerveau et du corps.

L'exercice physique régulier

L'exercice physique régulier est un moyen efficace de réduire l'anxiété et d'améliorer l'humeur. L'activité physique stimule la production de neurotransmetteurs comme la sérotonine et les endorphines, qui ont des effets bénéfiques sur le bien-être mental.

- Conseils pratiques :

    - Choisissez une activité que vous aimez : Que ce soit la course, la natation, le yoga ou la danse, trouvez une activité physique qui vous plaît et que vous pouvez pratiquer régulièrement.

    - Fixez-vous des objectifs réalistes : Commencez par des objectifs modestes et augmentez progressivement l'intensité et la durée de vos séances d'exercice.

- Intégrez l'exercice dans votre routine quotidienne : Planifiez des moments réguliers pour l'exercice physique, comme une promenade matinale ou une séance de yoga en soirée.

- Variez vos activités : Essayez différentes formes d'exercice pour éviter l'ennui et maintenir votre motivation.

Le sommeil de qualité

Un sommeil de qualité est essentiel pour la santé mentale et la gestion de l'anxiété. Le manque de sommeil peut exacerber les symptômes d'anxiété et réduire votre capacité à gérer le stress.

- Conseils pratiques :

    - Établissez une routine de sommeil : Allez vous coucher et levez-vous à la même heure chaque jour, même le week-end.

    - Créez un environnement propice au sommeil : Assurez-vous que votre chambre est sombre, calme et à une température confortable.

    - Évitez les écrans avant de dormir : Limitez l'utilisation des écrans (télévision, ordinateur, smartphone) au moins une heure avant de vous coucher.

- Pratiquez des techniques de relaxation : Utilisez des techniques de respiration, de méditation ou de relaxation musculaire progressive pour vous aider à vous détendre avant de dormir.

La gestion du stress

La gestion du stress est une composante essentielle d'un mode de vie sain. Apprendre à gérer le stress de manière efficace peut réduire l'anxiété et améliorer votre bien-être général.

- Conseils pratiques :

    - Identifiez vos déclencheurs de stress : Tenez un journal pour identifier les situations et les pensées qui provoquent votre stress.

    - Pratiquez des techniques de relaxation : Utilisez des techniques de respiration, de méditation ou de yoga pour réduire le stress.

    - Prenez du temps pour vous : Accordez-vous des moments de détente et de loisirs pour recharger vos batteries.

    - Établissez des limites : Apprenez à dire non et à établir des limites pour éviter de vous surcharger.

9.2. Développer la résilience

La résilience est la capacité à rebondir après des défis ou des adversités. Développer la résilience peut vous aider à mieux gérer l'anxiété et à faire face aux situations stressantes de manière plus efficace.

Cultiver des relations de soutien

Les relations de soutien jouent un rôle crucial dans le développement de la résilience. Avoir un réseau de soutien solide peut vous aider à traverser les moments difficiles et à maintenir une perspective positive.

- Conseils pratiques :
    - Entourez-vous de personnes positives : Passez du temps avec des amis et des membres de la famille qui vous soutiennent et vous encouragent.
    - Participez à des groupes de soutien : Rejoignez des groupes de soutien ou des communautés en ligne pour partager vos expériences et recevoir des conseils.
    - Soyez ouvert et honnête : Partagez vos sentiments et vos préoccupations avec vos proches pour obtenir leur soutien et leurs conseils.
    - Offrez votre soutien aux autres : Aider les autres peut également renforcer votre propre résilience et vous donner un sentiment de but et de connexion.

Développer une attitude positive

Une attitude positive peut renforcer votre résilience et vous aider à mieux gérer l'anxiété. Adopter une perspective optimiste peut vous aider à voir les défis comme des opportunités de croissance et d'apprentissage.

- Conseils pratiques :

    - Pratiquez la gratitude : Tenez un journal de gratitude pour noter les aspects positifs de votre vie et les choses pour lesquelles vous êtes reconnaissant.

    - Utilisez des affirmations positives : Répétez des affirmations positives pour renforcer votre confiance en vous et votre attitude optimiste.

    - Concentrez-vous sur vos forces : Identifiez vos points forts et vos compétences, et utilisez-les pour surmonter les défis.

    - Apprenez de vos expériences passées : Réfléchissez aux défis que vous avez surmontés dans le passé et à ce que vous avez appris de ces expériences.

Prendre soin de soi

Prendre soin de soi est essentiel pour développer la résilience. Les pratiques de soin de soi peuvent vous aider à maintenir votre bien-être émotionnel et à mieux gérer l'anxiété.

- Conseils pratiques :

    - Accordez-vous du temps pour vous : Prenez du temps chaque jour pour vous détendre et vous ressourcer.

    - Pratiquez des activités que vous aimez : Engagez-vous dans des activités qui vous apportent de la joie et du plaisir.

    - Établissez des limites : Apprenez à dire non et à établir des limites pour éviter de vous surcharger.

    - Soyez bienveillant envers vous-même : Traitez-vous avec compassion et bienveillance, et évitez de vous juger trop sévèrement.

9.3. Préparer des plans d'action

Préparer des plans d'action peut vous aider à mieux gérer l'anxiété et à faire face aux situations stressantes de manière proactive. Avoir un plan d'action clair peut vous donner un sentiment de contrôle et de confiance.

Identifier les situations à risque

Identifier les situations à risque qui peuvent déclencher votre anxiété est la première étape pour préparer un plan d'action efficace.

- Conseils pratiques :

- Tenez un journal : Notez les situations et les événements qui provoquent votre anxiété.

- Analysez les schémas : Identifiez les schémas récurrents et les déclencheurs communs de votre anxiété.

- Priorisez les situations : Classez les situations à risque en fonction de leur impact sur votre anxiété et de leur fréquence.

Développer des stratégies de gestion

Développer des stratégies de gestion spécifiques pour chaque situation à risque peut vous aider à mieux gérer votre anxiété.

- Conseils pratiques :

    - Utilisez des techniques de relaxation : Pratiquez des techniques de respiration, de méditation ou de yoga pour réduire l'anxiété.

    - Planifiez des activités de détente : Intégrez des activités de détente dans votre routine quotidienne, comme la lecture, la musique ou les loisirs créatifs.

    - Établissez des routines : Créez des routines quotidiennes pour structurer votre journée et réduire l'incertitude.

- Préparez des scripts de réponse : Élaborez des scripts de réponse pour les situations sociales ou professionnelles qui provoquent votre anxiété.

Prévoir des solutions de rechange

Prévoir des solutions de rechange peut vous aider à mieux gérer les imprévus et à maintenir votre calme en cas de changement de plan.

- Conseils pratiques :
    - Ayez un plan B : Préparez des solutions de rechange pour les situations à risque, comme des alternatives de transport ou des options de repli.
    - Soyez flexible : Apprenez à adapter vos plans en fonction des circonstances et à accepter les changements.
    - Communiquez clairement : Informez vos proches et vos collègues de vos plans d'action et de vos solutions de rechange pour obtenir leur soutien.

Évaluer et ajuster les plans d'action

Évaluer et ajuster régulièrement vos plans d'action peut vous aider à les rendre plus efficaces et à mieux répondre à vos besoins.

- Conseils pratiques :

- Faites des bilans réguliers : Évaluez régulièrement l'efficacité de vos plans d'action et ajustez-les en fonction de vos besoins et de vos progrès.

- Soyez ouvert aux retours : Demandez des retours à vos proches et à vos collègues pour améliorer vos plans d'action.

- Adaptez vos plans : Soyez prêt à ajuster vos plans d'action en fonction des nouvelles informations et des changements de situation.

Conclusion

La prévention et la résilience sont des éléments clés pour gérer l'anxiété de manière proactive. En adoptant un mode de vie sain, en développant la résilience et en préparant des plans d'action, vous pouvez mieux vous préparer à faire face aux défis et aux stress de la vie quotidienne. Ces stratégies peuvent vous aider à mieux gérer votre anxiété et à améliorer votre bien-être général.

L'anxiété peut sembler insurmontable, mais avec une approche proactive et une compréhension approfondie des stratégies de prévention et de résilience, vous pouvez apprendre à la maîtriser et à vivre une vie plus sereine et épanouie. Nous espérons que ce chapitre vous a fourni des informations précieuses pour mieux comprendre et utiliser la prévention et la résilience dans la gestion de votre anxiété.

10

ÉTUDES DE CAS ET TEMOIGNAGES

Les études de cas et les témoignages sont des outils précieux pour comprendre comment les individus ont réussi à surmonter l'anxiété et à améliorer leur bien-être. En explorant des histoires de réussite, en tirant des leçons apprises et en offrant des conseils pratiques, vous pouvez trouver l'inspiration et les stratégies nécessaires pour gérer votre propre anxiété.

10.1. Histoires de réussite

Les histoires de réussite montrent comment des personnes ont surmonté l'anxiété et transformé leur vie Ces récits peuvent offrir une source d'inspiration et de motivation pour ceux qui luttent contre l'anxiété.

Exemple 1 : Marie, la mère courageuse

Marie est une mère de trois enfants qui a longtemps souffert d'anxiété généralisée. Elle se sentait constamment submergée par les responsabilités familiales et professionnelles. Après avoir consulté un thérapeute, Marie a appris des techniques de respiration et de méditation pour gérer son anxiété. Elle a également adopté un mode de vie plus sain, incluant une alimentation équilibrée et des exercices réguliers. Aujourd'hui, Marie se sent plus calme et en contrôle de sa vie, et elle est capable de profiter pleinement de ses moments en famille.

Exemple 2 : Jean, l'entrepreneur résilient

Jean est un entrepreneur qui a fondé sa propre entreprise il y a quelques années. Le stress et l'anxiété liés à la gestion de son entreprise ont commencé à affecter sa santé mentale. Jean a décidé de consulter un coach en résilience qui lui a enseigné des stratégies pour mieux gérer son stress et son anxiété. Il a appris à déléguer certaines tâches, à établir des limites claires et à prendre du temps pour lui-même. Grâce à ces changements, Jean a réussi à réduire son anxiété et à améliorer sa qualité de vie.

Exemple 3 : Sophie, l'étudiante déterminée

Sophie est une étudiante universitaire qui a toujours été anxieuse à l'idée de passer des examens. Elle a décidé de rejoindre un groupe de soutien pour étudiants anxieux et a commencé à pratiquer des techniques de relaxation musculaire progressive. Sophie a également appris à restructurer ses pensées négatives et à adopter une attitude plus positive. Aujourd'hui, Sophie se sent plus confiante et moins anxieuse lors des examens, et elle a même réussi à obtenir de meilleures notes.

Exemple 4 : Marc, le sportif résilient

Marc est un athlète de haut niveau qui a souffert d'anxiété de performance. Les compétitions et les attentes élevées ont souvent provoqué des crises d'anxiété. Marc a décidé de consulter un psychologue du sport qui lui a enseigné des techniques de visualisation et de gestion du stress. Il a également intégré des pratiques de pleine conscience dans sa routine quotidienne. Grâce à ces stratégies, Marc a réussi à mieux gérer son anxiété de performance et à améliorer ses performances sportives.

Exemple 5 : Claire, la professionnelle équilibrée

Claire est une professionnelle qui a toujours eu du mal à gérer l'anxiété liée à son travail. Elle a décidé de consulter un thérapeute cognitivo-comportemental qui lui a enseigné des techniques de restructuration cognitive et de gestion du stress. Claire a également adopté des pratiques de mindfulness et de méditation pour mieux gérer son anxiété. Aujourd'hui, Claire se sent plus équilibrée et en contrôle de sa vie professionnelle et personnelle.

Exemple 6 : Paul, le retraité serein

Paul est un retraité qui a souffert d'anxiété liée à des changements de vie majeurs. Après avoir pris sa retraite, il s'est senti perdu et anxieux face à l'absence de structure dans sa vie. Paul a décidé de rejoindre un groupe de soutien pour retraités et a commencé à pratiquer des activités créatives comme la peinture et le jardinage. Il a également adopté une routine quotidienne qui inclut des exercices légers et des moments de méditation. Grâce à ces changements, Paul a réussi à réduire son anxiété et à trouver un nouveau sens à sa vie.

10.2. Leçons apprises

Les leçons apprises des histoires de réussite peuvent offrir des insights précieux sur les stratégies efficaces pour gérer l'anxiété. Voici quelques leçons clés tirées des exemples ci-dessus :

Leçon 1 : L'importance de la respiration et de la méditation

Marie a appris que les techniques de respiration et de méditation peuvent être des outils puissants pour gérer l'anxiété. En pratiquant régulièrement ces techniques, elle a réussi à réduire son anxiété et à se sentir plus calme.

Leçon 2 : L'importance de déléguer et de fixer des limites

Jean a découvert que déléguer certaines tâches et établir des limites claires peuvent aider à réduire le stress et l'anxiété. En prenant du temps pour lui-même et en apprenant à dire non, il a pu améliorer sa qualité de vie.

Leçon 3 : L'importance de la restructuration cognitive

Sophie a appris que restructurer ses pensées négatives et adopter une attitude plus positive peut avoir un impact significatif sur son anxiété. En changeant sa façon de penser, elle a réussi à se sentir plus confiante et moins anxieuse.

Leçon 4 : L'importance de la visualisation et de la pleine conscience

Marc a découvert que les techniques de visualisation et de pleine conscience peuvent aider à gérer l'anxiété de performance. En intégrant ces pratiques dans sa routine quotidienne, il a réussi à améliorer ses performances sportives.

Leçon 5 : L'importance de l'équilibre et de la gestion du stress

Claire a appris que les techniques de restructuration cognitive et de gestion du stress peuvent aider à mieux gérer l'anxiété liée au travail. En adoptant des pratiques de mindfulness et de méditation, elle a réussi à se sentir plus équilibrée et en contrôle de sa vie professionnelle et personnelle.

Leçon 6 : L'importance de la routine et des activités créatives

Paul a découvert que l'adoption d'une routine quotidienne et la pratique d'activités créatives peuvent aider à réduire l'anxiété liée aux changements de vie majeurs. En intégrant des exercices légers et des moments de méditation dans sa routine, il a réussi à trouver un nouveau sens à sa vie.

10.3. Conseils pratiques

Les conseils pratiques tirés des histoires de réussite peuvent vous aider à appliquer ces leçons à votre propre vie. Voici quelques conseils pratiques pour gérer l'anxiété :

Conseil 1 : Pratiquez la respiration et la méditation

- Comment faire : Trouvez un endroit calme et confortable pour vous asseoir. Fermez les yeux et concentrez-vous sur votre respiration. Inspirez lentement par le nez en comptant jusqu'à quatre, puis expirez lentement par la bouche en comptant jusqu'à quatre. Répétez ce cycle plusieurs fois.

- Conseils supplémentaires : Utilisez des applications de méditation guidée ou des vidéos en ligne pour vous aider à pratiquer régulièrement.

Conseil 2 : Déléguez et fixez des limites

- Comment faire : Identifiez les tâches que vous pouvez déléguer à d'autres personnes. Apprenez à dire non aux demandes qui vous submergent et établissez des limites claires pour protéger votre temps et votre bien-être.

- Conseils supplémentaires : Utilisez des outils de gestion du temps et des applications de planification pour organiser vos tâches et établir des priorités.

Conseil 3 : Restructurez vos pensées négatives

- Comment faire : Identifiez les pensées négatives qui contribuent à votre anxiété. Remplacez ces pensées par des pensées plus réalistes et positives. Par exemple, si vous pensez "Je vais échouer", remplacez cette pensée par "Je vais faire de mon mieux et apprendre de cette expérience".

- Conseils supplémentaires : Tenez un journal de vos pensées négatives et de vos pensées restructurées. Relisez régulièrement ce journal pour renforcer vos nouvelles pensées positives.

Conseil 4 : Adoptez un mode de vie sain

- Comment faire : Adoptez une alimentation équilibrée, pratiquez des exercices réguliers et assurez-vous de dormir suffisamment. Évitez les substances nocives comme l'alcool et les drogues.
- Conseils supplémentaires : Planifiez des activités de détente et de loisirs pour vous ressourcer et maintenir votre bien-être émotionnel.

Conseil 5 : Rejoignez un groupe de soutien

- Comment faire : Recherchez des groupes de soutien locaux ou en ligne pour les personnes souffrant d'anxiété. Participez activement aux discussions et partagez vos expériences et vos préoccupations.
- Conseils supplémentaires : Utilisez des forums en ligne et des applications de soutien pour trouver des groupes de soutien adaptés à vos besoins.

Conseil 6 : Pratiquez la visualisation et la pleine conscience

- Comment faire : Intégrez des pratiques de visualisation et de pleine conscience dans votre routine quotidienne. Visualisez-vous en train de réussir dans des situations stressantes et pratiquez la pleine conscience pour rester présent et concentré.
- Conseils supplémentaires : Utilisez des applications de méditation et de pleine conscience pour vous guider dans ces pratiques.

Conseil 7 : Établissez un équilibre entre vie professionnelle et personnelle

- Comment faire : Fixez des limites claires entre votre vie professionnelle et personnelle. Prenez du temps pour vous détendre et vous ressourcer en dehors de votre travail.

- Conseils supplémentaires : Planifiez des activités de loisirs et de détente pour maintenir un équilibre sain entre votre vie professionnelle et personnelle.

Conseil 8 : Adoptez une routine quotidienne

- Comment faire : Établissez une routine quotidienne qui inclut des moments de détente, des exercices légers et des pratiques de méditation. Une routine structurée peut aider à réduire l'anxiété liée aux changements de vie majeurs.

- Conseils supplémentaires : Utilisez des applications de planification et des rappels pour vous aider à maintenir votre routine quotidienne.

Conseil 9 : Pratiquez des activités créatives

- Comment faire : Engagez-vous dans des activités créatives comme la peinture, le jardinage ou l'écriture. Ces activités peuvent aider à réduire l'anxiété et à améliorer votre bien-être émotionnel.

- Conseils supplémentaires : Explorez différentes formes d'expression créative pour trouver celles qui vous apportent le plus de plaisir et de satisfaction.

Conclusion

Les études de cas et les témoignages offrent des exemples inspirants de personnes qui ont réussi à surmonter l'anxiété et à améliorer leur bien-être. En tirant des leçons apprises et en appliquant des conseils pratiques, vous pouvez trouver l'inspiration et les stratégies nécessaires pour gérer votre propre anxiété. L'anxiété peut sembler insurmontable, mais avec une approche proactive et une compréhension approfondie des stratégies de gestion de l'anxiété, vous pouvez apprendre à la maîtriser et à vivre une vie plus sereine et épanouie. Nous espérons que ce chapitre vous a fourni des informations précieuses pour mieux comprendre et utiliser les études de cas et les témoignages dans la gestion de votre anxiété.

11

CONCLUSION

11.1. Récapitulatif des points clés

Les études de cas et les témoignages offrent une perspective précieuse sur la manière dont les individus ont réussi à surmonter l'anxiété et à améliorer leur bien-être. En explorant ces histoires de réussite, nous pouvons tirer des leçons essentielles et des conseils pratiques pour gérer notre propre anxiété.

Points clés récapitulés :

1. L'importance de la respiration et de la méditation : Les techniques de respiration et de méditation sont des outils puissants pour réduire l'anxiété. En pratiquant régulièrement ces techniques, vous pouvez réduire votre anxiété et vous sentir plus calme.

2. L'importance de déléguer et de fixer des limites : Déléguer certaines tâches et établir des limites claires peuvent aider à réduire le stress et l'anxiété. En prenant du temps pour vous-même et en apprenant à dire non, vous pouvez améliorer votre qualité de vie.

3. L'importance de la restructuration cognitive : Restructurer vos pensées négatives et adopter une attitude plus positive peut avoir un impact significatif sur votre anxiété. En changeant votre façon de penser, vous pouvez vous sentir plus confiant et moins anxieux.

4. L'importance de la visualisation et de la pleine conscience : Les techniques de visualisation et de

pleine conscience peuvent aider à gérer l'anxiété de performance. En intégrant ces pratiques dans votre routine quotidienne, vous pouvez améliorer vos performances et votre bien-être.

5. L'importance de l'équilibre et de la gestion du stress : Les techniques de restructuration cognitive et de gestion du stress peuvent aider à mieux gérer l'anxiété liée au travail. En adoptant des pratiques de mindfulness et de méditation, vous pouvez vous sentir plus équilibré et en contrôle de votre vie professionnelle et personnelle.

6. L'importance de la routine et des activités créatives : Adopter une routine quotidienne et pratiquer des activités créatives peuvent aider à réduire l'anxiété liée aux changements de vie majeurs. En intégrant des exercices légers et des moments de méditation dans votre routine, vous pouvez trouver un nouveau sens à votre vie.

11.2. Les prochaines étapes

Maintenant que vous avez exploré les études de cas et les témoignages, il est temps de réfléchir aux prochaines étapes pour appliquer ces leçons à votre propre vie. Voici quelques suggestions pour aller de l'avant :

1. Établir un plan d'action : Utilisez les conseils pratiques tirés des histoires de réussite pour établir un plan d'action personnalisé. Identifiez les situations à risque, développez des stratégies de gestion et prévoyez des solutions de rechange.

2. Pratiquer régulièrement : Intégrez les techniques de respiration, de méditation, de visualisation et de pleine conscience dans votre routine quotidienne. La pratique régulière est essentielle pour renforcer ces compétences et en tirer pleinement les bénéfices.

3. Rejoindre un groupe de soutien : Cherchez des groupes de soutien locaux ou en ligne pour les personnes souffrant d'anxiété. Participer activement aux discussions et partager vos expériences et vos préoccupations peut offrir un soutien social précieux.

4. Consulter un professionnel de la santé mentale : Si vous trouvez que l'anxiété persiste malgré vos efforts, n'hésitez pas à consulter un thérapeute ou un psychologue. Un professionnel de la santé mentale peut vous offrir des stratégies supplémentaires et un soutien personnalisé.

5. Adopter un mode de vie sain : Maintenez une alimentation équilibrée, pratiquez des exercices réguliers et assurez-vous de dormir suffisamment. Évitez les substances nocives comme l'alcool et les drogues. Un mode de vie sain est essentiel pour gérer l'anxiété de manière efficace.

11.3. Ressources supplémentaires

Pour approfondir votre compréhension et trouver des ressources supplémentaires, voici quelques suggestions :

1. Livres et articles : Lisez des livres et des articles sur la gestion de l'anxiété. Des auteurs comme David D. Burns ("Feeling Good: The New Mood Therapy") et Jon Kabat-Zinn ("Full Catastrophe Living") offrent des perspectives précieuses et des techniques pratiques.

2. Applications et outils en ligne : Utilisez des applications de méditation guidée comme Headspace, Calm ou Insight Timer. Ces applications offrent des séances de méditation, des techniques de respiration et des conseils pour gérer l'anxiété.

3. Forums et communautés en ligne : Participez à des forums et des communautés en ligne dédiés à la gestion de l'anxiété. Des plateformes comme Reddit (r/Anxiety) et des forums spécialisés peuvent offrir un soutien et des conseils précieux.

4. Cours et ateliers : Inscrivez-vous à des cours et des ateliers sur la gestion de l'anxiété. De nombreux centres communautaires, universités et organisations de santé mentale proposent des programmes éducatifs et des ateliers pratiques.

5. Podcasts et vidéos : Écoutez des podcasts et regardez des vidéos sur la gestion de l'anxiété. Des chaînes YouTube comme "The Anxiety Guy" et

des podcasts comme "The Anxiety Coaches Podcast" offrent des conseils pratiques et des témoignages inspirants.

11.4. Conclusion finale

L'anxiété peut sembler insurmontable, mais avec une approche proactive et une compréhension approfondie des stratégies de gestion de l'anxiété, vous pouvez apprendre à la maîtriser et à vivre une vie plus sereine et épanouie. Les études de cas et les témoignages offrent des exemples inspirants de personnes qui ont réussi à surmonter l'anxiété et à améliorer leur bien-être. En tirant des leçons apprises et en appliquant des conseils pratiques, vous pouvez trouver l'inspiration et les stratégies nécessaires pour gérer votre propre anxiété.

Nous espérons que ce chapitre vous a fourni des informations précieuses pour mieux comprendre et utiliser les études de cas et les témoignages dans la gestion de votre anxiété. En adoptant une approche proactive et en utilisant les ressources disponibles, vous pouvez apprendre à maîtriser votre anxiété et à vivre une vie plus sereine et épanouie.

12

ANNEXES

Les annexes fournissent des ressources supplémentaires et des contacts utiles pour approfondir votre compréhension et votre gestion de l'anxiété. En utilisant ces ressources, vous pouvez mieux comprendre les concepts clés, trouver des informations supplémentaires et obtenir du soutien pour appliquer les stratégies apprises.

12.1. Glossaire des termes

Le glossaire des termes vous aide à comprendre les concepts clés utilisés dans ce guide. Il est essentiel de bien comprendre ces termes pour mieux gérer votre anxiété.

Anxiété : État émotionnel caractérisé par des sentiments de tension, de peur ou de malaise, souvent accompagnés de symptômes physiques tels que des palpitations, des tremblements, des tensions musculaires et des troubles du sommeil.

Anxiolytiques : Médicaments utilisés pour traiter l'anxiété en réduisant les symptômes immédiats. Ils agissent principalement sur le système nerveux central pour calmer l'esprit et le corps.

Antidépresseurs : Médicaments utilisés pour traiter la dépression et d'autres troubles de l'humeur, y compris l'anxiété. Ils agissent en augmentant les niveaux de certains neurotransmetteurs dans le cerveau.

Cognitif : Relatif à la cognition, c'est-à-dire aux processus mentaux tels que la pensée, la perception, la mémoire et la résolution de problèmes.

Comportemental : Relatif au comportement, c'est-à-dire aux actions et réactions observables d'un individu en réponse à des stimuli internes ou externes.

Déclencheurs : Événements, situations ou pensées qui provoquent ou aggravent l'anxiété.

Méditation : Pratique de concentration et de relaxation qui vise à calmer l'esprit et à améliorer la conscience de soi.

Pleine conscience : Pratique qui consiste à être pleinement présent et conscient de l'instant présent, en acceptant les pensées et les émotions sans jugement.

Résilience : Capacité à rebondir après des défis ou des adversités, en maintenant une attitude positive et en trouvant des solutions efficaces.

Stratégies cognitives : Techniques qui visent à modifier les pensées et les croyances négatives pour réduire l'anxiété.

Stratégies comportementales : Techniques qui visent à modifier les comportements problématiques pour réduire l'anxiété.

12.2. Liste des ressources et des contacts utiles

Cette section fournit une liste de ressources et de contacts utiles pour obtenir de l'aide et des informations supplémentaires sur la gestion de l'anxiété.

Livres et articles :

1. David D. Burns, "Feeling Good: The New Mood Therapy" : Ce livre offre des techniques pratiques pour gérer l'anxiété et améliorer l'humeur.

2. Jon Kabat-Zinn, "Full Catastrophe Living" : Ce livre explore les pratiques de pleine conscience pour réduire le stress et l'anxiété.

3. Martin E.P. Seligman, "Authentic Happiness" : Ce livre propose des stratégies pour cultiver le bonheur et la résilience.

Applications et outils en ligne :

1. Headspace : Une application de méditation guidée qui offre des séances de méditation, des techniques de respiration et des conseils pour gérer l'anxiété.

2. Calm : Une application de méditation et de relaxation qui propose des méditations guidées, des musiques apaisantes et des histoires pour dormir.

3. Insight Timer : Une application de méditation qui offre des séances de méditation guidée, des techniques de respiration et des conseils pour gérer l'anxiété.

Forums et communautés en ligne :

1. Reddit (r/Anxiety) : Un forum en ligne où les utilisateurs partagent leurs expériences, leurs conseils et leur soutien pour gérer l'anxiété.

2. Anxiety and Depression Association of America (ADAA) : Une organisation qui offre des ressources, des informations et un soutien pour les personnes souffrant d'anxiété et de dépression.

3. Mental Health America (MHA) : Une organisation qui propose des ressources, des informations et un soutien pour les personnes souffrant de troubles de santé mentale, y compris l'anxiété.

Cours et ateliers :

1. Centres communautaires : De nombreux centres communautaires proposent des cours et des ateliers sur la gestion de l'anxiété, la méditation et la pleine conscience.

2. Universités et collèges : De nombreuses institutions éducatives offrent des cours et des ateliers sur la gestion de l'anxiété et le bien-être mental.

3. Organisations de santé mentale : Des organisations comme l'ADAA et la MHA proposent des cours et des ateliers sur la gestion de l'anxiété et le bien-être mental.

Podcasts et vidéos :

1. The Anxiety Guy : Un podcast qui offre des conseils pratiques et des témoignages inspirants pour gérer l'anxiété.

2. The Anxiety Coaches Podcast : Un podcast qui propose des conseils et des stratégies pour gérer l'anxiété et améliorer le bien-être mental.

3. YouTube (The Anxiety Guy) : Une chaîne YouTube qui offre des vidéos sur la gestion de l'anxiété, la méditation et la pleine conscience.

12.3. Exercices pratiques

Cette section propose des exercices pratiques pour vous aider à appliquer les stratégies apprises dans ce guide. Ces exercices peuvent être intégrés dans votre routine quotidienne pour améliorer votre bien-être mental.

Exercice 1 : Journal de pensées

Tenez un journal de vos pensées négatives et de vos pensées restructurées. Notez les situations qui déclenchent votre anxiété et les pensées négatives qui en découlent. Ensuite, reformulez ces pensées de manière plus réaliste et positive.

- Comment faire : Chaque jour, prenez quelques minutes pour noter les situations qui ont déclenché votre anxiété et les pensées négatives qui en ont découlé. Ensuite, reformulez ces pensées de manière plus réaliste et positive. Par exemple, si vous pensez "Je vais échouer", reformulez cette pensée en "Je vais faire de mon mieux et apprendre de cette expérience".

- Conseils supplémentaires : Relisez régulièrement votre journal pour renforcer vos nouvelles pensées positives et réduire l'impact des pensées négatives.

Exercice 2 : Plan d'action

Élaborez un plan d'action pour gérer votre anxiété. Identifiez les situations à risque, développez des stratégies de gestion et prévoyez des solutions de rechange.

- Comment faire : Identifiez les situations qui déclenchent votre anxiété. Pour chaque situation, développez une stratégie de gestion spécifique. Par exemple, si vous êtes anxieux avant un entretien d'embauche, pratiquez des techniques de respiration et de méditation avant l'entretien. Prévoyez également des solutions de rechange, comme des exercices de relaxation musculaire progressive.

- Conseils supplémentaires : Révisez régulièrement votre plan d'action et ajustez-le en fonction de vos besoins et de vos progrès.

Exercice 3 : Pratique de la pleine conscience

Intégrez des pratiques de pleine conscience dans votre routine quotidienne pour améliorer votre bien-être mental.

- Comment faire : Chaque jour, prenez quelques minutes pour pratiquer la pleine conscience. Concentrez-vous sur votre respiration et sur les sensations de votre corps. Soyez pleinement présent et conscient de l'instant présent, en acceptant vos pensées et vos émotions sans jugement.

- Conseils supplémentaires : Utilisez des applications de méditation guidée ou des vidéos en ligne pour vous aider à pratiquer la pleine conscience régulièrement.

Exercice 4 : Techniques de respiration

Pratiquez des techniques de respiration pour réduire votre anxiété et améliorer votre bien-être mental.

- Comment faire : Chaque jour, prenez quelques minutes pour pratiquer des techniques de respiration. Par exemple, pratiquez la respiration en carré : inspirez lentement par le nez en comptant jusqu'à quatre, retenez votre souffle en comptant jusqu'à quatre, expirez lentement par la bouche en comptant jusqu'à quatre, et retenez votre souffle en comptant jusqu'à quatre. Répétez ce cycle plusieurs fois.

- Conseils supplémentaires : Utilisez des applications de respiration guidée ou des vidéos en ligne pour vous aider à pratiquer des techniques de respiration régulièrement.

Exercice 5 : Visualisation positive

Pratiquez la visualisation positive pour améliorer votre bien-être mental et réduire votre anxiété.

- Comment faire : Chaque jour, prenez quelques minutes pour visualiser des situations positives. Imaginez-vous en train de réussir dans des situations stressantes et visualisez les étapes que vous prenez pour y parvenir. Par exemple, si vous êtes anxieux avant un examen, visualisez-vous en train de réussir l'examen et de vous sentir confiant et calme.

- Conseils supplémentaires : Utilisez des applications de méditation guidée ou des vidéos en ligne pour vous aider à pratiquer la visualisation positive régulièrement.

Les annexes fournissent des ressources supplémentaires et des contacts utiles pour approfondir votre compréhension et votre gestion de l'anxiété. En utilisant ces ressources, vous pouvez mieux comprendre les concepts clés, trouver des informations supplémentaires et obtenir du soutien pour appliquer les stratégies apprises.

L'anxiété peut sembler insurmontable, mais avec une approche proactive et une compréhension approfondie des stratégies de gestion de l'anxiété, vous pouvez apprendre à la maîtriser et à vivre une vie plus sereine et épanouie. Nous espérons que ce chapitre vous a fourni des informations précieuses pour mieux comprendre et utiliser les annexes dans la gestion de votre anxiété.

À PROPOS DE L'AUTEUR

Sacha Perrin de Launay

Auteur de nouvelle et de petit roman pour enfant.
Créateur de guide sur le développement personnel.
Initiée et lettré.

Auteur de :

Léo & Aella
(2024) Autopublication KDP

L'éveil d'une artiste : Léa - l'éveil et le sacre
D'une artiste
(2024) Autopublication KDP

Une union magique
(2024) Autopublication KDP

www.ingramcontent.com/pod-product-compliance
Lightning Source LLC
Chambersburg PA
CBHW071032240526
45469CB00006BD/2185